Le nouveau défi alimentaire de la femme

Louise Lambert-Lagacé

Le nouveau défi alimentaire de la femme

MARABOUT

À Pascale, Janique et Marie-Claire

Introduction

La situation de la femme a bien changé depuis 20 ans.

La jeune femme mord plus que jamais dans la vie. Elle cuisine moins que sa mère, faute de temps et de notions culinaires. Elle a un horaire infernal et vit quotidiennement un important stress. Elle retarde sa première grossesse, et la venue des enfants n'est pas synonyme d'abandon du travail. La femme de 40 ans arrive à la périménopause et elle a souvent de jeunes enfants. Elle est mieux informée, mais toujours aussi essoufflée. Elle court deux fois plus de risques de souffrir d'une dépression que l'homme. La femme plus âgée, elle, vit souvent seule et cherche la fontaine de Jouvence. Et pendant ce temps, les repas pris ou achetés à l'extérieur du foyer n'ont jamais été aussi populaires. La préoccupation concernant le poids subsiste, mais l'obsession de la minceur a un peu perdu de son intensité. Dieu merci ! Les nouveaux aliments sont tellement nombreux qu'il y a de quoi y perdre son latin. La vente de produits surgelés, précuits, a augmenté de 700 % en 15 ans. Les théories alimentaires continuent d'engendrer la confusion, et les marchands de suppléments alimentaires font fortune.

Pour toutes ces raisons, j'ai voulu souligner le 20ᵉ anniversaire du *Défi alimentaire de la femme*.

J'ai eu envie de reprendre contact avec des lectrices qui m'ont fait évoluer au cours des années. J'ai aussi voulu joindre des femmes qui étaient au berceau ou sur les bancs du primaire en 1988. Je souhaite apporter de nouvelles réponses et faire des suggestions concrètes qui sauront, je l'espère, remédier aux lacunes qui persistent. Et je remercie mon éditeur qui m'a permis de le faire.

Depuis toujours, je conteste les régimes amaigrissants à la mode et le calcul stérile des calories. Je refuse d'être complice d'une démarche vouée à l'échec. Chaque semaine, je suis témoin des séquelles des régimes à répétition. Je rencontre trop souvent des femmes qui associent les bons aliments à des aliments-régime-sources-de-frustration et j'en suis attristée. J'aimerais que le vent tourne et que bien manger devienne une source de plaisir et d'énergie, plutôt qu'un devoir à faire à reculons.

Les difficultés qu'ont les femmes à combler leurs besoins nutritionnels tout au long de leur vie m'inquiètent. Et je comprends leur défi. Nombre de femmes travaillent à l'extérieur tout en gérant un foyer et une famille. Elles ne savent plus prévenir la fatigue, voire l'épuisement. Ces femmes consacrent de plus en plus d'heures à une foule d'activités, dorment moins et ont même perdu le temps de manger. Au nom d'une théorie alimentaire mal comprise, certaines d'entre elles opèrent des changements alimentaires qui peuvent avoir de graves répercussions et elles compromettent leur résistance. Elles perdent le plaisir de manger. Certaines y laissent même leur santé !

Je crois que beaucoup de femmes peuvent tirer profit d'une simple *cure* nutritionnelle.

Quelques ajustements alimentaires suffisent pour retrouver une belle énergie et une meilleure résistance à l'infection. Encore faut-il savoir quels aliments choisir, quand les manger et pourquoi, mais aussi prendre le temps de les goûter et de les apprécier.

MON CHEMINEMENT ALIMENTAIRE

Je n'ai pas toujours bien mangé...

À l'époque où j'étais haute comme trois pommes, j'avais un goût immodéré pour les pralines, super aliment-plaisir, gâterie maison de la famille des caramels ! Je n'en mange pas souvent, mais j'en rêve et j'en consommerais des tonnes chaque fois que l'occasion se présente...

Au primaire, j'étais rondelette. Les mauvaises langues m'appelaient « la grosse », surnom difficile à supporter, même à cet âge ! Le pédiatre m'avait déclarée allergique aux produits laitiers, ce qui compliquait mon menu et ma vie lorsque je n'étais pas à la maison.

Pendant l'adolescence, les rondeurs sont toujours présentes... Je passe des heures dans les magasins à la recherche de la jupe droite qui flatterait ma silhouette. J'évite carrément le pantalon qui ne camoufle jamais assez. Je maîtrise mal ma consommation d'aliments sucrés, si j'en goûte un, je ne peux m'empêcher de finir le plat !

Étudiante en diététique, je rêve de me nourrir correctement et d'être mince comme les autres. Plus je rêve, plus j'escamote de repas, plus je m'empiffre de biscuits et de chocolat pour compenser frustrations et déceptions. Et j'avale le tout sans témoin ! Le terme boulimique n'existe pas à l'époque, mais, après les soirs de grande bouffe, j'expérimente les lendemains de jeûne-repentir, et la hantise du pèse-personne me poursuit.

L'été de mon mariage, l'amour et l'eau fraîche me font perdre quelques kilos, mais la sagesse alimentaire n'est pas encore bien ancrée. À 20 ans, une première grossesse bouleverse ma santé. Deux autres grossesses suivent d'assez près et me laissent fragile et plus qu'occupée. Je suis maigre et fière de ma ligne..., mais pas nécessairement bien nourrie et remplie d'énergie. Je surveille l'alimentation de mes trois filles, celle de mon mari et celle de mes amis, mais je néglige la mienne. Histoire de femme, quoi !

À 30 ans, le retour au travail dans le domaine de la nutrition change mon approche et mon alimentation. Les articles que j'écris dans *Châtelaine* et les livres que je signe entre 1973 et 1982 reflètent un virage, plutôt rigide à l'époque, vers une alimentation sans sucre et des menus sans viande. J'aime les nouveaux défis et je connais des succès inattendus. Je prends conscience de mes possibilités et je développe une plus grande estime de moi-même. Je peux enfin goûter un plat sans devoir le finir à tout prix et vivre une déception sans me sentir obligée de vider une boîte de biscuits ! Les réflexions constructives ont remplacé la gourmandise…

À 46 ans, je crois avoir trouvé une alimentation qui me convient, qui me donne l'énergie nécessaire pour accomplir ce que j'ai envie de faire… Je ne surveille plus le pèse-personne. Je donne la priorité à ce que j'appelle des aliments qui rapportent. Je privilégie un menu semi-végétarien qui comporte de petites portions de poissons frais et de volaille. Je ne calcule jamais les calories, mais j'évite aussi souvent que possible les aliments raffinés, frits, sucrés ou très salés. Je suis plus attentive aux messages que mon corps m'envoie et je mange des aliments qui me font du bien et qui me donnent du plaisir.

Depuis 1988, j'ai vécu tout ce qui entoure la ménopause. J'avais fouillé la question pour mon travail. J'étais prête à tout : bouffées de chaleur, sommeil perturbé, gain de poids, humeur variable et j'en passe ! J'ai vécu un peu de tout en doses tolérables : bouffées de chaleur la nuit et le jour, sommeil moins réparateur, gain d'environ 2 kg et émotions à fleur de peau. Comme je n'avais pas recours aux hormones de remplacement, j'ai investi dans un ventilateur pour le bureau, j'ai mis de côté mes cols roulés en laine, j'ai ajouté à mes petits déjeuners une crème de soja et quelques cuillerées de graines de lin moulues. Le vin a presque disparu de ma vie, bouffées de chaleur obligent. L'activité physique a pris plus de place. J'ai choisi de pratiquer les sports favoris de mon conjoint... le tennis et le ski alpin. Réflexe de femme, encore une fois ! J'ai dû apprendre à maîtriser les bons mouvements. Après quelques années d'effort, j'ai atteint une certaine adresse sur le court de tennis et sur les pentes de ski.

À 66 ans, je suis en postménopause pour toujours. Le pèse-personne me sert quelques fois par an et confirme la stabilité de mon nouveau poids acquis à la ménopause. Le vin est revenu au menu certains soirs, et le plaisir de savourer de beaux aliments demeure constant.

Je passe des heures à consulter de beaux livres de cuisine. J'aime essayer de nouvelles recettes mettant en vedette mes aliments chouchous : légumes, poissons, fruits de mer, légumineuses et fruits. Je cuisine l'essentiel les jours de semaine et d'assez jolis plats les week-ends. Toutes les excuses sont bonnes pour découvrir un nouvel aliment ou un nouveau restaurant... J'adore recevoir et je fais la popote pendant des heures pour recevoir les gens que j'aime. C'est l'un de mes grands plaisirs.

L'alimentation demeure une partie importante de ma vie et l'un des piliers de ma santé. Je ne saute jamais un repas et je grignote sans remords lorsque mon corps le réclame ! Ce cheminement n'a rien d'unique, mais il m'a convaincue du lien qui existe entre l'amour de soi, une alimentation mieux adaptée et une bonne santé !

MA CONCEPTION DE LA SANTÉ

Ma conception de la santé s'est modifiée au cours des années. La définition qui me convainc aujourd'hui n'a plus grand-chose à voir avec l'absence de malaise.

La santé est devenue pour moi la possibilité de sourire à la vie et de vibrer sans contrainte. Je la perçois comme une attitude plutôt qu'un état et je tente de la vivre dans mon corps, dans ma tête, dans mon cœur et dans mes liens avec l'univers, bien consciente qu'il s'agit là de l'objectif de toute une vie.

La santé ne se négocie pas dans le bureau du praticien, qu'il soit médecin ou acupuncteur, qu'il pratique une médecine traditionnelle ou alternative. Elle découle de nos réflexions et de nos actions les plus constructives. Elle permet de fonctionner au meilleur de nos capacités. J'y travaille un peu chaque jour en prenant la vie du bon côté, en étant attentive à ce qui se passe en moi et en tentant d'y répondre avec les moyens qui me sont propres. J'ai recours à divers praticiens, mais c'est moi qui reste maître à bord... artisane de mon style de vie et des améliorations que je veux y apporter.

À chaque saison d'une vie, le corps nous lance de nouveaux messages... et ces messages nous donnent l'occasion de rajuster nos stratégies. La santé n'est jamais complètement acquise.

J'adhère à une définition quasi féministe de la santé et qui se résume un peu comme suit :

- plus la femme est consciente de ce qui est bon ou mauvais pour elle ;
- plus elle s'efforce de découvrir ses besoins fondamentaux ;
- plus elle se situe par rapport à ceux qui l'entourent ;
- plus elle découvre un sens et une signification à sa vie ;
- plus sa santé sera bonne.

Cette conception globale de la santé dépasse les limites de l'assiette. Une bonne nutrition demeure néanmoins un ingrédient de base indispensable à toute démarche d'épanouissement.

Comment peut-on concevoir qu'une femme qui est mal nourrie, qui est au régime ou boulimique, fatiguée ou constipée puisse être à l'écoute de ses besoins lorsqu'elle est aux prises avec des malaises qui brouillent son quotidien, ses relations avec les autres et les messages plus subtils que son corps lui envoie ? Comment cette femme peut-elle se réserver des périodes d'exercice, de détente ou de réflexion si elle est hypoglycémique, anémique, si elle digère mal ou si elle est obsédée par son poids ?

La santé des femmes passe nécessairement par l'assiette, mais elle reflète aussi un ensemble d'attitudes constructives.

MES POINTS DE REPÈRE

J'ai préparé une prise de position sur la *nutrition de la femme, Nutrition and Women's Health,* pour l'ensemble des diététiciens d'Amérique du Nord, et ça m'a permis de remettre mes connaissances à jour. Ce travail a exigé des heures de lecture passionnante sur les dossiers les plus chauds concernant la nutrition de la femme. Il m'a permis de consulter les études les plus crédibles et de recevoir des commentaires de collègues d'une grande rigueur scientifique. Pas toujours facile comme exercice… Cette prise de position publiée en 2004 dans les revues des diététiciens du Canada et des États-Unis m'a fourni une bonne base de renseignements.

J'ai également voulu connaître les préoccupations des femmes concernant la nourriture et la santé. À l'été 2007, j'ai mené un mini-sondage auprès d'une centaine de femmes de 15 à 65 ans. La majorité de celles qui m'ont répondu m'ont dit qu'elles avaient l'impression de mieux manger qu'il y a 5 ans. Pour y arriver, elles disent avoir tenté d'augmenter leur consommation de légumes, de poissons et de céréales complètes. Elles essaient de choisir de bons gras et de limiter les desserts et les sucreries. Je leur réponds bravo ! Trois éléments suscitent néanmoins des inquiétudes chez plus de 50 % de mon échantillon :

- la question du poids ;
- le manque d'énergie ;
- l'équilibre du menu.

Parmi les éléments qui nuisent à l'équilibre de leur menu, on trouve les repas au restaurant, les repas chez des amis et les repas en voyage. Le manque de temps pour cuisiner et pour manger est également mentionné à de nombreuses reprises.

En plus de ces démarches récentes, je reçois dans ma clinique de nutrition des femmes qui sollicitent mon aide pour régler des problèmes de santé depuis plus de 30 ans. Ces femmes sont mes patientes, mais aussi mes complices. Elles me posent des questions et partagent leurs émotions par rapport à la nourriture. Leurs témoignages constituent la toile de fond de ce livre que je veux dédier à d'autres femmes qui font elles-mêmes une démarche alimentaire. Je remercie chacune d'entre elles de m'avoir permis de mieux comprendre ce qu'elles vivent, leurs défis et leurs réactions à mes conseils.

M'ont aussi prêté main-forte trois diététiciennes, jeunes et dynamiques, Geneviève Beauregard, Mylène Mailloux et Ève Godin, qui m'ont éclairée sur la vie des jeunes femmes d'aujourd'hui et qui ont commenté mon manuscrit. Je leur dois beaucoup.

Écrire ou réécrire un livre demeure une lourde tâche, je ne peux le cacher. Pendant plusieurs mois, c'était un peu comme si j'avais eu à gravir le mont Everest.

LE BUT DE CE LIVRE

Je cherche à améliorer l'alimentation de la femme et je ne veux surtout pas culpabiliser celle qui mange mal. Je considère que l'information est une source de pouvoir que je veux transmettre à toutes les femmes. Je demeure convaincue qu'il n'est jamais trop tard pour choisir de mieux se nourrir.

Je me souviendrai toujours de cette dame de 78 ans qui m'a appelée, en 2002, pour me faire part de son cheminement. Elle souffrait de troubles digestifs, de psoriasis et d'arthrite jusqu'au jour où elle s'est « mise au tofu », une cuillerée à soupe à la fois, me dit-elle. Elle a graduellement adopté un menu plus végétarien et a augmenté sa consommation de fruits et légumes. Elle n'a plus de crise d'arthrite, elle fait du taï chi et 50 longueurs de piscine 3 fois par semaine. Je ne l'oublierai jamais !

Dans un premier temps, je veux attirer l'attention sur la vulnérabilité nutritionnelle des femmes et souligner l'écart qui existe entre la situation de l'homme et celle de la femme.

Dans un deuxième temps, je veux jeter un éclairage nouveau sur les principaux obstacles dans la vie des femmes afin de neutraliser leur obsession de la minceur, de les aider à contourner leur manque de temps, de les aider aussi à faire de meilleurs choix au restaurant et de composer avec leur solitude.

Dans un troisième temps, je propose des consignes alimentaires adaptées à la femme en bonne santé, qu'elle soit adolescente ou qu'elle ait les cheveux gris, qu'elle étudie ou qu'elle vive à la maison, qu'elle travaille ou qu'elle soit à la retraite. La femme qui souffre de colite, d'arthrite, de cancer, d'un surplus de cholestérol, de diabète, d'hypertension, d'hypoglycémie, de sclérose en plaques ou d'une autre maladie peut tenir compte des conseils donnés dans ce livre, mais elle a avantage à y ajouter une approche nutritionnelle personnalisée.

Finalement, je présente des tableaux sur le contenu nutritionnel de certains aliments, mais loin de moi l'idée d'imposer un calcul rigoureux comme base d'un menu amélioré.

En fait, dans *Le nouveau défi alimentaire de la femme,* mon grand objectif est de proposer aux femmes un temps de réflexion pour les motiver à faire d'heureux changements à leur menu.

Chapitre 1

Les faiblesses du menu actuel de la femme

Les femmes mangent mieux qu'il y a 20 ans. Leur apport en calcium a augmenté. Leur consommation de mauvais gras a diminué. Elles consomment plus de légumes et de poissons qu'avant. Elles s'intéressent à tout ce qui touche la santé et la nutrition. Par ailleurs, quatre femmes sur dix se sentent bombardées d'informations contradictoires, ce qui entraîne de la confusion.

Or, les enquêtes nutritionnelles menées ces dernières années soulignent quelques lacunes dans le menu de la femme, qu'elle soit jeune, âgée, adolescente, sportive, enceinte ou qu'elle allaite. La petite fille mange un peu mieux que l'adolescente, mais, dès l'adolescence, la jeune fille cumule plus de lacunes nutritionnelles que le garçon du même âge, et elle maintient cette place désavantageuse jusqu'à un âge avancé. Malgré des efforts marqués pour mieux manger, les femmes n'arrivent pas à répondre à leurs besoins. Leur situation nutritionnelle mérite qu'on y accorde une attention toute particulière :

- une femme sur six n'a plus de réserves de fer ;
- une femme sur vingt et une femme enceinte sur cinq sont carrément anémiques ;

- une femme sur deux est anémique après l'accouchement ;
- huit femmes sur dix ne consomment pas suffisamment de gras oméga-3 ;
- 60 % des femmes françaises utilisent une pilule contraceptive. Ce pourcentage approche les 90 % chez les femmes de 20 à 24 ans ayant une contraception. La pilule contraceptive nuit à l'absorption de plusieurs vitamines et minéraux ;
- beaucoup de femmes manquent de magnésium, de vitamine B6 et de vitamine D ;
- beaucoup de femmes enceintes ne mangent pas suffisamment pour vivre une grossesse normale et conserver leurs réserves vitales ;
- beaucoup de femmes manquent de protéines au repas du matin et du midi ;
- certaines femmes végétariennes manquent de protéines totales dans la journée.

DES QUANTITÉS DEVENUES INADÉQUATES

Certaines femmes choisissent de manger moins pour perdre quelques kilos ou pour stabiliser leur poids. À l'exception de ces femmes qui sont perpétuellement au régime, les femmes d'aujourd'hui mangent moins que leurs mères qui, elles, mangeaient moins que leurs grands-mères…

Même si beaucoup de femmes cumulent plusieurs rôles, celui de femme au travail, celui d'épouse et celui de mère, et qu'elles dépensent plus d'énergie nerveuse que jamais pour affronter les multiples défis qu'elles rencontrent, elles font de plus en plus d'économies d'énergie physique dans l'accomplissement de leurs tâches domestiques, dans leurs déplacements, et même dans leur lutte contre le chaud et le froid. Leur métabolisme s'est graduellement adapté au lave-linge et au sèche-linge, au lave-vaisselle, au four autonettoyant, au robot culinaire, à l'ordinateur, à la télécommande, à l'auto chauffée, au bureau climatisé, au manteau fourré et aux couettes en duvet. Leur métabolisme a pris note des économies d'énergie, a graduellement réajusté ses besoins et exige moins de calories. Cette adaptation s'est effectuée à l'insu des femmes, au fil des générations.

Alors que les quantités consommées diminuaient, la gamme des aliments moins nourrissants augmentait sur le marché... ce qui n'arrange pas les choses.

Nos grands-mères et nos arrière-grands-mères, qui ne connaissaient ni petits amuse-bouches, ni aliments allégés, ni aliments minute, ni boissons gazeuses, mangeaient, du vrai pain et de vraies pommes de terre !

Dans les années 1950, la femme a connu les premières réussites de la technologie alimentaire : le pain blanc qui se conserve longtemps, les huiles hydrogénées sources de gras trans, le riz dénaturé et les poudres ultra-sucrées à saveur de fruits. Elle connaît maintenant une foule d'aliments, dont la grande famille des aliments allégés, qui vont de la fausse vinaigrette à la similicrème glacée, sans oublier la gamme des substituts de repas, comme les barres et les boissons. En adoptant ces aliments, elle a diminué le contenu nutritif de son menu et elle ne ressent plus l'effet de satiété souhaité. Elle n'arrive pas à neutraliser les pertes de vitamines et de minéraux et ne sait plus faire de meilleurs choix alimentaires. Et le phénomène a d'autant plus d'impact que la femme mange moins qu'avant.

La Canadienne adulte de 19 à 50 ans absorbe moins de 1900 calories par jour, alors que sa consommation diminue à moins de 1700 calories par jour après 50 ans, pour atteindre 1 500 calories par jour chez la femme plus âgée. Ces chiffres proviennent de l'*Enquête sur la santé dans les collectivités canadiennes* menée auprès de 35 000 personnes et publiée en 2004. Or, les femmes ne comblent plus leurs besoins en vitamines et en minéraux, parce qu'elles accordent trop de place à des aliments qui ne rapportent rien ou presque. De fait, 22 % des calories consommées dans une journée proviennent d'aliments et de boissons sucrés, salés et gras, mais pauvres en vitamines, en minéraux et en fibres (boissons sucrées, vin, biscuits apéritif, biscuits et friandises). De plus, environ une femme sur deux ne mange pas suffisamment de légumes et de fruits et deux femmes sur trois ne consomment pas suffisamment de produits laitiers. En somme, il y a une quantité considérable d'aliments non nutritifs au menu des femmes et pas suffisamment d'aliments nutritifs. C'est là que le bât blesse !

Le verdict est clair : la femme occidentale d'aujourd'hui mange peu, elle n'absorbe plus assez d'aliments nutritifs et ne satisfait pas ses besoins nutritionnels.

DES PROBLÈMES QUE L'HOMME NE CONNAÎT PAS

L'homme a, lui aussi, traversé la période d'adaptation à une moins grande dépense d'énergie et il mange moins que ses ancêtres au siècle dernier. Mais grâce à sa taille généralement plus grande et à son activité musculaire généralement plus importante, il mange plus que la femme. La même enquête pancanadienne révèle qu'un homme consomme de 400 à 800 calories de plus que la femme par jour, l'écart étant plus prononcé chez l'homme de moins de 50 ans.

L'homme a également d'autres atouts dans son sac. Ses besoins physiologiques sont relativement stables au cours de sa vie adulte et moins exigeants sur le plan nutritionnel. Il ne traverse ni grossesse, ni allaitement, ni bouleversements hormonaux comme les menstruations et la ménopause. Il n'a pas à réajuster son menu pour compenser les pertes de fer occasionnées tous les mois par les menstruations. Il n'a pas non plus à manger en fonction de la croissance d'un fœtus ou de la production de lait maternel. Il n'a pas à augmenter son apport en calcium pour contrebalancer la perte brusque d'hormones lors de la ménopause. Ses besoins en fer sont 40 % moins élevés à l'âge adulte que ceux de la femme du même âge. Seulement au chapitre des viandes, l'homme en consomme au moins 200 g par jour, parfois 300 g par jour, ce qui dépasse largement la consommation moyenne de la femme, selon les données canadiennes de 2004. Comme la viande est une bonne source de fer, il est facile de comprendre pourquoi très peu d'hommes manquent de fer, alors que 7 fois plus de femmes en manquent. Ainsi, un quart des jeunes françaises seraient carencées en fer du fait de leur assez faible consommation de viande.

Même si le menu d'un mari est identique à celui de sa femme, il en sort gagnant ! Une enquête menée auprès de 1 800 couples habitant le même domicile et partageant les mêmes repas confirme l'avantage significatif retiré par l'homme. Celui-ci absorbe environ 700 calories de plus par jour que sa femme et retire du même menu plus de calcium, de fer, de magnésium, de phosphore et de vitamines du groupe B du simple fait de manger plus. L'homme bénéficie d'une plus grande marge de manœuvre que la femme, puisqu'il consomme une plus grande quantité d'aliments et qu'il jouit d'une plus grande sécurité nutritionnelle. Plus il a d'aliments dans son assiette, plus il absorbe de vitamines et de minéraux et moins il risque de souffrir de déficiences.

La conclusion est évidente : l'homme mange plus que la femme tout en ayant des besoins nutritionnels parfois moins importants. Le défi nutritionnel de la femme est donc infiniment plus exigeant.

UNE RELATION COMPLEXE AVEC LA NOURRITURE

Même s'il est juste de dire que le menu habituel de la femme ne comble pas ses besoins nutritifs, la situation alimentaire de la femme ne se limite pas à cet aspect de la question.

Manger est un acte cent fois plus complexe que le simple geste d'avaler un aliment ! Cet acte fait appel à toutes les dimensions de l'être, à la fois physique, mental et spirituel. Lorsqu'une personne ne mange pas sainement, une partie de son être échappe au contrôle de sa raison, et cela même si elle a les meilleures intentions du monde ! Cette personne sait qu'il est préférable de manger un fruit au dessert, mais elle vit une foule d'émotions qui la bouleversent et cela la pousse tout droit vers le gâteau au chocolat. Lorsqu'elle est déprimée, elle perd complètement le goût de manger. Et quand elle est frustrée, elle avale une montagne d'aliments hyper sucrés ou hyper salés.

Tout être humain réagit un peu de la sorte par rapport aux aliments, mais la femme, qui vibre plus souvent aux chagrins ou aux déceptions des autres, accumule plus d'émotions.

De plus, sa relation avec les aliments dépasse le cadre des émotions personnelles ou familiales. Elle est tissée d'obligations et de contraintes sociales qui compliquent encore les choses.

Depuis la nuit des temps, c'est elle qui détient la responsabilité alimentaire. Elle cultive et produit parfois ses aliments, mais, la plupart du temps, elle les achète et les apprête. Elle peut même produire à volonté l'aliment de base de son enfant : le lait maternel.

Huit fois sur dix, c'est la femme qui fait le marché et quatre fois sur cinq, c'est elle qui prépare seule les repas, en tentant de répondre, souvent au détriment de ses propres goûts et besoins, aux goûts alimentaires de ceux qui l'entourent. Elle cuisine ce que le conjoint aime manger, ce que les enfants aiment manger, ce que ses amis aiment manger et beaucoup moins souvent ce qu'elle aime manger. C'est elle qui est responsable de la nourriture en principe, mais en pratique elle cède le pouvoir aux autres pour leur faire plaisir. Et c'est ainsi depuis des générations !

Je me souviens d'une jeune femme qui m'a raconté comment elle prépare certains aliments à son mari. Comme ce dernier n'aime pas le brocoli, elle lui prépare du brocoli gratiné. Comme il n'aime pas le poisson, elle fait une panure maison et réussit à proposer du poisson quelques fois par mois...

L'homme qui cuisine à l'occasion existe, mais celui qui adopte la responsabilité quotidienne des repas est rare ! Même s'il partage certaines tâches alimentaires avec sa partenaire plus que ne le faisaient son père et son grand-père, il assume rarement la grande part de la responsabilité. Il peut faire le marché, à condition d'avoir une liste détaillée... Par ailleurs, lorsqu'il prend les rênes de la cuisine, il a tendance à favoriser des recettes de gars... de la viande, des sauces riches et peu de légumes. La femme ne s'en plaint pas, mais elle risque de prendre du poids...

Une femme de 51 ans est venue me consulter pour améliorer son menu et sa santé. Elle avait un pincement au cœur chaque fois qu'elle avalait une bouchée, car elle avait une peur bleue de prendre du poids. Depuis quelques années, elle a un nouveau travail qui est plus accaparant et elle rentre tard à la maison. Son mari s'est mis à la cuisine et il prépare le repas du soir à sa façon. Elle a pris 12 kg depuis 4 ans...

L'homme qui n'aime pas cuisiner n'attire aucune remarque désobligeante. Mais on s'étonne davantage d'une femme qui a la même aversion. En fait, lorsqu'elle n'aime pas cuisiner, la femme n'a d'autre choix que de cuisiner à contrecœur et à contre-courant. Elle travaille physiquement et émotivement à bien nourrir les autres, mais elle n'a ni le goût ni la force de s'occuper de sa propre assiette.

Plusieurs femmes rêvent en silence de déléguer leur responsabilité alimentaire. Mais attention, si le rêve se réalise, ne pas oublier de fournir subtilement des recettes de filles... au nouveau chef.

UNE CUISINE DE GLOIRE ET DE CONFLITS

La société prodigue encore fréquemment des louanges aux réussites culinaires, et il n'est pas rare qu'une bonne cuisinière connaisse des heures de gloire. Qui n'a vu un jour la compétence d'une femme évaluée au volume de ses gâteaux, à la consistance de sa crème anglaise ou au velouté de ses sauces ?

Mais qu'arrive-t-il à la femme qui n'aime pas cuisiner ou qui ne réussit pas ses gâteaux ? Passe-t-elle à côté de la gloire ? A-t-elle d'autres moyens d'attirer l'admiration de son entourage lorsqu'elle n'exerce d'autre métier que celui de femme au foyer ou qu'elle a un travail à l'extérieur qui n'a rien de bien valorisant ?

L'homme connaît rarement le même sort, puisqu'il a presque toujours d'autres sources de gratification dans son travail ou dans ses activités extérieures, quelles qu'elles soient. Ses recettes, même ratées, attirent les éloges, seulement parce qu'elles sont l'œuvre d'un homme !

Mais là ne s'arrêtent pas les différences. La femme vit d'autres ambiguïtés en ce qui concerne la nourriture. Elle vit dans une société qui lui confère la pleine responsabilité alimentaire, qui l'évalue encore parfois à ses prouesses culinaires, mais qui valorise en même temps la taille de guêpe, les jambes de sportive et le ventre plat.

Comment peut-elle acquérir une certaine expertise culinaire loin du réfrigérateur et des aliments ? Et si elle choisit la gloire au détriment de sa taille de guêpe, aura-t-elle droit, malgré tout, à tous les égards dont elle a profondément besoin ? Si, de surcroît, sa taille s'épaissit, comment pourra-t-elle résister au piège de suivre un régime sévère ?

Certaines femmes vivent plus de 12 heures par jour près du réfrigérateur. Elles manipulent des aliments du matin jusqu'au soir, des goûters des uns au petit déjeuner des autres, en passant par le dîner des enfants, le dîner pour la famille, voire le deuxième dîner lorsque son mari rentre tard. Comment peuvent-elles conserver le plaisir de manger sans abuser des aliments qui sont à leur disposition ?

D'autres femmes au travail vivent un peu plus loin du réfrigérateur, mais pas nécessairement loin des aliments et des responsabilités alimentaires. Comment sauter les pauses biscuits-café sucré lorsque celles-ci permettent de reprendre le fil des conversations avec les collègues ? Comment éviter le repas du midi servi à la cafétéria ou au fast-food voisin sans avoir recours à un en-cas maison qu'elles-mêmes devront préparer quand les autres tâches domestiques seront terminées ? Comment finir la journée en ayant encore de l'énergie quand elles doivent nourrir la marmaille affamée qui les attend dès leur retour du travail ? Comment résister au grignotage-télé lorsque tout le monde s'y livre ?

Les aliments occupent une telle place dans la vie d'une femme qu'ils risquent de perdre leur mission première qui est de bien la nourrir. Ils lui imposent une lourde responsabilité, encombrent son horaire surchargé, ne satisfont que les goûts et les besoins des autres, chassent son ennui à l'occasion, mais ne la consolent que l'espace de quelques bouchées, car ils entraînent avec eux le message du remords associé à tout ce qui n'est pas minceur.

La femme vit de tels conflits rattachés aux aliments que sa vision d'une alimentation saine est de plus en plus embrouillée. Ses obligations et ses frustrations l'empêchent de manger santé, jour après jour. Puis, lorsqu'elle tombe dans le piège du régime, elle perd temporairement quelques kilos, mais elle risque de perdre le plaisir de manger, parfois même le goût de vivre.

Cercle vicieux qui endommage la relation de bon nombre de femmes avec la nourriture.

DE NOUVELLES HABITUDES DE VIE

Les femmes n'ont pas que les repas à leur agenda !

En général, au Canada, sept femmes sur dix occupent un double emploi : l'un à l'extérieur, l'autre à l'intérieur du foyer. Selon un sondage CROP effectué en 2005, près de 65 % des mères d'enfants de moins de 18 ans travaillent à l'extérieur. En France, en 2007, les femmes occupaient 45 % des emplois rémunérés à l'extérieur contre 55 % pour les hommes, soit une différence modeste. De ce nombre, 92 % n'ont jamais assez de temps pour faire tout ce qu'elles veulent faire. Elles courent sans arrêt et plusieurs songeraient même à quitter leur emploi. En attendant, elles travaillent 35 heures par semaine à l'extérieur, en plus d'un travail domestique qui représente un nombre considérable d'heures par semaine. Au Canada, une mère sur deux occupe un emploi, tout en ayant la charge d'un ou de plusieurs enfants de moins de six ans. En 2005 en France, les femmes consacraient trois fois plus de temps que les hommes aux tâches dites « ménagères » (enfants, maison, cuisine, etc.).

Les quelques chercheurs qui se sont attardés à mesurer l'impact des rôles multiples sur la santé de la superfemme concluent qu'elle est en meilleure forme physique et mentale que la femme à la maison. La femme qui cumule plusieurs rôles a finalement plus d'occasions d'être appréciée et elle a de bonnes excuses de n'être pas parfaite dans tous les domaines... Elle a également moins de remords à déléguer des tâches et elle a généralement une meilleure santé que la femme qui n'a qu'une seule catégorie de tâches à accomplir.

À travers ce processus d'émancipation, la femme s'adapte corps et esprit aux nouveaux défis et semble traverser une étape de transition. Elle adopte consciemment ou non certains comportements du modèle mâle contemporain, comme si ces comportements allaient de pair avec les nouveaux défis.

On note une augmentation étonnante en ce qui concerne la consommation d'alcool. Les 5 à 7 après le travail contribuent à tisser le réseau professionnel, mais, en l'espace de 10 ans, le nombre de femmes qui consomment de l'alcool de façon excessive a triplé ; il est passé de 3 à 9 %.

L'enquête canadienne a également noté que les femmes participent un peu moins souvent que les hommes à une activité physique régulière, mais elles sont plus actives qu'avant. Fait étonnant, la femme au travail a une activité physique plus intense que celle qui est au foyer.

Au chapitre du tabac, une femme sur cinq fume encore au Canada, mais ce sont les adolescentes du secondaire qui fument davantage. Au Québec, les jeunes femmes de 20 à 24 ans fument plus que les hommes du même âge. Mais il y a tout de même une bonne nouvelle, puisque 24 % des fumeuses ont délaissé l'usage du tabac depuis 1994. En France, la situation est moins brillante puisque 26-27 % des femmes fument et que leur nombre a augmenté de 3 % en 2007, alors qu'il baissait de 4 % chez les hommes.

DES MALAISES DITS FÉMININS

La femme a souvent des malaises liés à son cycle menstruel, à ses émotions, à ses mauvaises habitudes alimentaires et à ses responsabilités sociales ou domestiques. Elle a des problèmes qui empoisonnent son existence, mais qui n'ont rien à voir avec de véritables maladies. Par contre, elle souffre de certaines maladies que l'homme ne connaît pas ou presque. De fait, elle semble détenir l'exclusivité de certains malaises !

- Quatre femmes sur dix souffrent d'inconforts liés au cycle menstruel, qu'il s'agisse de ballonnements, de frénésies de sucre, de maux de tête, d'irritabilité, de pertes vaginales abondantes et de douleurs accablantes.
- De cinq à dix millions de femmes souffrent d'un trouble de comportement alimentaire aux États-Unis. Neuf personnes sur dix qui souffrent d'anorexie sont des femmes.
- Trois fois plus de femmes que d'hommes se plaignent de fatigue.
- Sept fois plus de femmes que d'hommes souffrent d'anémie.
- Sept femmes sur dix souffrent de malaises associés à la ménopause, qu'il s'agisse de bouffées de chaleur ou de frissons, de troubles du sommeil, de baisses d'énergie ou de sautes d'humeur.
- Une femme sur quatre souffre d'ostéoporose.

L'état nutritionnel de la femme explique une partie de ces problèmes, mais le lien n'est pas toujours direct. Même si la femme a du mal à fonctionner de façon optimale, elle ne montre pas toujours les signes cliniques de déficiences décrits par la science médicale. Il lui manque une série de minéraux et de vitamines, mais elle n'attire l'attention du médecin que lorsqu'elle souffre d'anémie et d'ostéoporose.

Le contexte social peut aussi expliquer une partie des malaises de la femme. Il suffit de s'attarder sur le fait que ce sont elles qui sont les plus durement touchées par la pauvreté. Elles sont bien plus souvent monoparentales que les hommes et elles vivent plus souvent seules et isolées après 65 ans.

Et en dépit de ces tristes réalités, la femme demeure responsable de la santé des autres. Elle dispense les premiers soins, prend les rendez-vous, accompagne les enfants chez le médecin ou chez le dentiste, passe des nuits blanches, cuisine les plats appropriés au régime des autres et prend ses propres congés de maladie pour soigner les autres.

UN DÉFI ALIMENTAIRE UNIQUE

Le contexte nutritionnel, émotionnel et social décrit dans ce chapitre permet de saisir l'importance et la complexité du défi alimentaire de la femme. Les femmes doivent faire face à un défi alimentaire qui n'est en aucune façon comparable à celui des hommes. Voici ce avec quoi elles doivent composer :

- un menu habituel qui n'apporte plus assez d'éléments nutritifs ;
- des besoins nutritionnels plus élevés que ceux des hommes, toutes proportions gardées ;
- un horaire plus chargé que par le passé ;
- des responsabilités familiales aussi exigeantes qu'elles l'ont toujours été ;
- une société qui valorise les soirs de fête et la fine cuisine, mais qui persécute encore les femmes grassouillettes ;
- une consommation d'alcool qui est plus importante que jamais ;

- des gourmandises qui neutralisent les états d'âme ou qui comblent les moments d'ennui ;
- un rôle de cuisinière qui n'est pas toujours le bienvenu ;
- des malaises dits féminins, qui n'ont pas diminué, malgré un contexte hyper médicalisé ;
- une faiblesse économique marquée lorsque la femme est chef de famille ;
- la prise en charge de la santé des autres, qui leur laisse peu d'espace pour cultiver leur propre santé.

LES OBSTACLES MAJEURS

Des milliers de femmes m'ont expliqué pourquoi il leur était aussi difficile de mieux manger. Parmi les bonnes raisons exprimées précédemment, j'en retiens quatre, qui me semblent toucher toutes les femmes, jeunes ou moins jeunes, enceintes ou récemment ménopausées.

Ces raisons constituent les quatre grands obstacles qui barrent la route aux changements d'habitudes alimentaires parce qu'ils font partie de l'environnement des femmes et qu'ils ont lentement pris racine dans leur tête, leur cœur et leur vie.

- Obstacle numéro 1 : la question du poids.
- Obstacle numéro 2 : le manque de temps.
- Obstacle numéro 3 : les repas à l'extérieur.
- Obstacle numéro 4 : la solitude.

Dans les chapitres qui suivent, je vous présente ces obstacles, un par un. L'importance d'un obstacle peut varier selon l'âge et le milieu dans lequel évolue la femme. Chaque femme peut avoir plus de difficultés avec l'un des obstacles et s'attarder plus particulièrement à celui qui la gêne davantage.

Je vous présente ensuite des suggestions de changement pour neutraliser l'obstacle en question.

Une fois qu'un obstacle est franchi ou mieux compris, le virage vers une meilleure alimentation devient simple et même attirant.

Chapitre 2

La question du poids

Tout le monde déplore les problèmes d'obésité dans les pays occidentaux, mais je refuse d'être alarmiste. Je m'attarde aux tourments que vivent les femmes concernant cette question, que ce soit la peur de prendre du poids, le désir d'en perdre ou encore l'hésitation à maintenir son poids.

La question demeure une source d'inquiétude ou de frustration, mais l'obsession de la minceur a perdu de son intensité. Je ne reçois plus de femmes en larmes parce qu'elles ont 5 kg en trop ou des femmes prêtes à tout pour mincir. Je vois des femmes qui veulent rééquilibrer leur menu, tout en perdant du poids quand c'est possible.

De plus, la situation a changé depuis 20 ans. Ce sont maintenant les hommes qui grossissent plus rapidement que les femmes. Le nombre d'hommes obèses de 20 à 64 ans a augmenté de 32 % au Canada entre 1994 et 2001, alors que l'augmentation n'était que de 15 % chez les femmes du même âge. La même tendance s'observe en ce qui concerne l'excès de poids : 42 % chez les hommes, comparativement à 25 % chez les femmes. En France, en 2003, les différences ont été évaluées en fonction du niveau de revenus. Dans les foyers les plus modestes, 10 % des hommes étaient obèses contre 13 % des femmes. La proportion s'inversait dans les foyers les plus aisés : 9 % des hommes et 6 % des femmes. Malgré cette réalité, ce sont les femmes qui souhaitent perdre du poids. Un sondage mené par Ipsos Reid auprès de 3 000 femmes de toutes les régions du Canada révèle que 50 % des femmes qui ont un poids santé veulent perdre du poids, que six femmes sur dix sentent une pression sociale pour être minces et qu'une femme sur cinq est obsédée par la gestion de son poids. C'est là que le problème s'aggrave, puisque les privations inutiles n'aident pas le contrôle du poids, bien au contraire.

Chaque fois que je rencontre mon amie Marie-Louise, elle vient de terminer une cure ou elle se prépare à entreprendre la guerre aux féculents. Je la connais depuis 50 ans. À l'époque, elle avait un poids santé et elle a sûrement pris 20 kg au cours de ces années de régimes successifs ! Lorsque je mange seule au restaurant et que je prête une oreille indiscrète à la conversation qui se déroule à la table voisine, j'entends parler de calories ou de kilos perdus ou gagnés au cours des deux dernières semaines...

Dans ma clinique de nutrition, je reçois des femmes qui luttent contre leur véritable poids depuis leur enfance. J'ai entendu des tonnes d'histoires tristes qui tournent autour de restrictions et de privations, de repas de viande bouillie, de la portion d'une demi-tasse de pâtes, des tabous autour du pain, de la demi-banane ou des fruits défendus au dessert, des repas escamotés, des frénésies de sucre, des pertes d'énergie et surtout des kilos repris. Ça ne peut plus durer !

Notre société ne semble valoriser qu'un seul modèle de beauté féminine. C'est à croire que la valeur d'une femme s'évalue à l'étroitesse de son tour de taille et de ses hanches. C'est à croire que toutes les femmes ont été conçues pour peser le même poids ! Cette même société possède une industrie de la minceur qui amasse des milliards de dollars chaque année, mais qui demeure impuissante à faire perdre du poids à long terme. La notion qu'il existe plusieurs modèles de femmes belles et en bonne santé a du chemin à faire.

Bravo à la revue Châtelaine *qui, à l'automne 2002, s'est engagée à ne présenter que des mannequins ayant un poids santé. Milan demeure pour l'instant la seule grande capitale de la mode à refuser des mannequins qui n'ont pas un poids santé.*

TOUR DE TAILLE ET SANTÉ

La beauté et la santé sont souvent dans le même panier. Comment faire la différence entre le poids souhaitable pour sa santé et le poids souhaité par la société ? Un seul message fait la manchette : perdre des kilos à tout prix.

Je me souviens de cette jolie femme pimpante qui avait toujours été ronde mais qui, à l'approche de la quarantaine, voulait devenir mince... Elle faisait déjà beaucoup d'efforts pour maintenir son poids. Je l'ai encouragée à poursuivre ses efforts, mais je l'ai dissuadée dans la poursuite de son rêve de devenir une autre femme.

Dès sa naissance, la femme a plus de tissus gras que l'homme. Ce n'est pas une calamité en soi, mais une réalité. La morphologie de la femme est conçue pour son bon fonctionnement. Les réserves de gras de la femme se trouvent habituellement autour des hanches, tandis que celles de l'homme se logent sous la ceinture. On parle d'une forme poire pour la femme et d'une forme pomme pour l'homme ! Cette localisation différente du gras a un effet sur la santé, et les recherches démontrent que le surpoids d'un homme-pomme attire plus de problèmes de diabète et d'hypertension qu'un surpoids équivalent chez une femme-poire. De fait, la forme pomme signifie qu'il y aurait un surplus de cellules de gras hyperactives et nocives juste au niveau des organes vitaux comme le foie et le pancréas. C'est pourquoi la mesure du tour de taille est devenue l'indicateur de choix pour déterminer l'état de santé d'un individu.

L'Organisation Mondiale de la Santé (OMS) a établi des seuils de tours de taille, les recherches ayant démontré qu'un tour de taille plus important (individu pomme) est associé à un risque accru de diabète de type 2, de maladies cardiovasculaires et d'hypertension. Ainsi, le seuil du tour de taille pour une femme est de 88 cm. Un tour de taille plus élevé est signe d'un risque plus élevé de maladie. La femme-pomme dont le tour de taille excède 88 cm a évidemment des problèmes comparables à ceux de l'homme-pomme. Mais ce qui est injuste, c'est que, lorsque la femme-poire veut lutter contre ses rondeurs, elle n'y parvient qu'avec grande difficulté, alors que l'homme-pomme réussit plus facilement à perdre ses bourrelets. Ce phénomène s'explique par le fait que le gras qui est localisé aux hanches constitue une réserve que le corps féminin n'utilise qu'en cas d'urgence sous l'effet d'hormones secrétées pendant la grossesse et l'allaitement. En temps normal, le gras des hanches est très stable.

À différentes époques de la vie d'une femme, un léger surplus de gras peut lui venir en aide. Lors de la conception d'un bébé, la femme de poids normal court moins de risques, entre autres, d'accoucher d'un prématuré que la femme maigre. La femme un peu grasse dans la cinquantaine protège mieux sa densité osseuse que la femme mince parce que ses tissus gras facilitent la transformation d'une certaine quantité d'œstrogènes et remplacent tant bien que mal les ovaires à la retraite ! Cette quantité additionnelle d'œstrogènes travaille à l'absorption du calcium et à la densité des os.

LE POIDS SANTÉ

Le terme « poids idéal » qui a été utilisé pendant des années a créé beaucoup de confusion, car cette appellation ne reposait sur aucun critère scientifique.

Santé Canada et l'Organisation Mondiale de la Santé (OMS) parlent maintenant de poids santé pour désigner un poids qui minimise les risques de diabète de type 2, de maladies cardiovasculaires et d'hypertension, trois problèmes qui nuisent à la qualité de vie et à la longévité. Une femme qui mesure 1,60 m peut peser de 50 à 63 kg et se situer à l'intérieur des limites d'un poids santé.

Ce concept permet de mesurer l'excès de gras et non l'excès de poids. Le poids santé établit donc la relation entre le gras corporel et les risques de maladies. Il met en valeur plusieurs modèles de femmes en bonne santé et redonne à celle qui est rondelette un passeport d'acceptabilité. Il s'éloigne des comparaisons fâcheuses entre femmes de même taille.

Cette nouvelle approche ne nie pas la nuance entre le poids santé, l'embonpoint et l'obésité, mais elle encourage la prévention des vrais problèmes plutôt que des faux. C'est le calcul de l'IMC qui permet de savoir si, oui ou non, vous avez un poids santé. La formule se calcule en divisant votre poids en kilos par votre taille en mètre au carré : (kg/m^2). Vous pouvez oublier la formule mathématique et consulter le nomogramme suivant pour connaître votre IMC.

Tableau 1
Nomogramme de l'indice de masse corporelle (IMC)

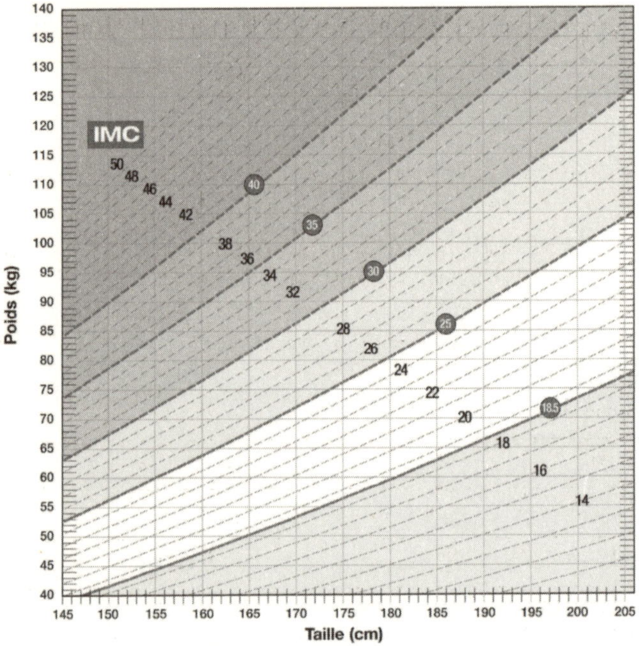

Source : *Santé Canada, 2003.*

1. Trouvez votre taille en centimètres sur la ligne inférieure du tableau ou en pouces sur la ligne supérieure du tableau, puis tracez une ligne de bas en haut.
2. Trouvez votre poids en kilos sur la ligne extérieure gauche du tableau ou en livres sur la ligne extérieure droite du tableau, puis tracez une ligne de gauche à droite.
3. Encerclez le point de rencontre des deux lignes. Voilà votre IMC.

Vous pouvez aussi calculer rapidement votre IMC en consultant le site de Santé Canada [www.hc-sc.gc.ca/fn-an/nutrition/weights-poids/guide-ld-adult/bmi_chart_java-graph_imc_java-fra.php].

Pour interpréter votre IMC, consultez le tableau de classification du risque de Santé Canada.

Tableau 2
Classification du risque pour la santé en fonction de l'indice de masse corporelle (IMC)

Classification fff	Catégorie de l'IMC (kg/m^2)	Risque de développer de problèmes de santé
Poids insuffisant	< 18,5	Accru
Poids normal	18,5 – 24,9	Moindre
Excès de poids	25,0 – 29,9	Accru
Obésité Classe I	30,0 – 34,9	Élevé
Obésité Classe II	35,0 – 39,9	Très élevé
Obésité Classe III	> = 40,0	Extrêmement élevé

Note : *Dans le cas des personnes de 65 ans et plus, l'intervalle « normal » de l'IMC peut s'étendre à partir d'une valeur légèrement supérieure à 18,5 jusqu'à une valeur située dans l'intervalle de « l'excès de poids ».*

Source : *Santé Canada. Lignes directrices canadiennes pour la classification du poids chez les adultes. Ministre des Travaux publics et Services gouvernementaux du Canada, 2003, [www.hc-sc.gc.ca/fn-an/nutrition/weights-poids/guide-ld-adult/bmi_chart_java-graph_imc_java-fra.php].*

Pour préciser le risque individuel, d'autres facteurs tels que les habitudes de vie, la condition physique et la présence ou l'absence d'autres facteurs de risque pour la santé doivent aussi être pris en considération.

En d'autres mots :

- une femme qui mesure 1,65 m et qui pèse 50 kg a un IMC de 18 et se trouve sous le seuil du poids santé. Elle est maigre ;
- une femme qui mesure 1,55 m et qui pèse 59 kg a un IMC de 25 et se trouve à la limite supérieure du poids santé ;
- une femme qui mesure 1,68 m et qui pèse 61 kg a un IMC de 22 et se trouve dans les limites du poids santé.

Toutes les femmes actives de 20 à 65 ans peuvent calculer leur indice de masse corporelle (IMC). Cependant, l'adolescente en croissance, la femme enceinte ou qui allaite, l'athlète et la femme âgée ne peuvent pas interpréter les chiffres de la même façon, puisque leur composition corporelle est différente.

LES SOUCIS DE L'ADOLESCENTE

L'obsession de la minceur frappe la génération des moins de 20 ans. Une adolescente sur deux se trouve trop grosse, et la majorité des adolescentes considèrent que le contrôle du poids est une priorité. L'obsession s'infiltre dans la tête des petites filles dès le primaire. On rapporte qu'une fillette de 9 ans sur trois a déjà tenté de perdre du poids. Le souci devient de plus en plus présent à l'adolescence et, même au Japon, l'inquiétude excessive se manifeste chez les 15-19 ans. Les chiffres ne sont guère plus enthousiasmants en France : 40 % des jeunes filles se trouvent trop grosses et près de 60 % suivent un régime.

L'âge de la puberté apporte une explication partielle quant aux différences de poids entre les jeunes filles. Plus la puberté est précoce (11 ans ou moins), plus l'adolescente risque de prendre du poids. Plus la puberté est tardive (14 ans ou plus), moins la jeune fille risque d'être ronde. Cette prédisposition au gain de poids chez les jeunes filles précoces explique l'obésité d'un certain nombre de femmes, mais elle ne constitue pas un phénomène universel.

L'adolescente est particulièrement vulnérable quand elle se compare aux modèles de beauté proposés par les médias. Elle travaille à définir sa propre image en se comparant aux modèles consacrés. Période ingrate par excellence, puisque l'adolescente compare sa silhouette en pleine croissance à celle d'un top-modèle qui a souvent été retravaillée à l'ordinateur avec des logiciels qui modifient les photos. Sa frustration est d'autant plus grande qu'elle est rarement satisfaite de son poids, de ses hanches, de ses cuisses, de son buste... Elle s'évertue à obtenir un corps parfait, mais elle risque de porter préjudice à sa santé.

Comparativement à l'adolescente qui mange normalement, l'adolescente qui suit un régime court cinq fois plus de risques de développer un trouble alimentaire. Selon des chercheurs de l'Université de Melbourne, en Australie, plus le régime est sévère, plus le risque est élevé. Une étude récente effectuée dans quatre écoles secondaires de la Nouvelle-Écosse a révélé que six adolescentes sur dix essaient de perdre du poids et que plusieurs adolescentes souffrent de troubles alimentaires. De plus, ces troubles alimentaires s'accompagnent d'humeurs dépressives et de pensées suicidaires. Mais cette situation passe presque inaperçue, car une seule adolescente sur cinq parle de son problème de poids à un médecin. On observe même un taux alarmant de tentatives de suicide chez les anorexiques et chez les boulimiques, ce qui me semble une situation critique.

Par ailleurs, l'environnement familial peut faire une différence. L'adolescente qui mange en famille au moins 5 repas par semaine a moins de troubles alimentaires que celle qui mange souvent seule ou ailleurs. L'attitude de la mère en ce qui a trait à son propre poids fait aussi une différence, car l'obsession de la minceur semble se transmettre d'une génération à l'autre. Par bonheur, l'adolescente qui pratique un sport d'équipe ou une activité physique régulière, même modérée, apprend à s'apprécier quel que soit son poids. Elle mange mieux pour être en bonne forme, soulignent les auteurs d'une enquête menée auprès de 33 000 jeunes partout au Canada. Une meilleure estime de soi mène à une vie plus saine et plus joyeuse.

LES RAVAGES DE LA SOUS-ALIMENTATION

Les pages des revues scientifiques sont remplies de recherches sur les femmes qui ne mangent pas assez, sur celles qui ont recours aux grands moyens pour devenir minces… et sur celles qui négligent à la fois la quantité et la qualité de la nourriture absorbée. Toutes ces pratiques nuisent à leur santé.

Pour certaines femmes, un régime amaigrissant peut ressembler à une véritable famine. Ces femmes dites anorexiques vivent dans un cercle infernal et exercent un tel contrôle par rapport aux aliments qu'elles ne sont heureuses que lorsqu'elles n'ont plus faim. Même décharnées, elles se croient et se voient trop grosses. Elles ont de 15 à 50 ans et appartiennent à toutes les classes sociales. Elles refusent les suppléments de vitamines par crainte d'influencer leur appétit et deviennent incapables de manger assez pour fonctionner. Elles en subissent les effets secondaires, qui vont d'une absence de menstruations à un assèchement de la peau, d'une perte musculaire à une perte de cheveux, sans oublier l'extrême fatigue et les maux de tête qui accompagnent le tout. On estime qu'au Canada environ 4 % des femmes souffrent d'un trouble alimentaire grave. En France, elles représenteraient 1,5 % de la population féminine. Certaines y laissent leur peau, puisque de 5 à 10 %

des femmes anorexiques en meurent, ce qui constitue la conséquence la plus grave parmi l'ensemble des maladies mentales. En France, selon les estimations, 4 à 8 % des sujets atteints d'anorexie en décèdent mais 10 à 15 % sont en sérieux danger.

D'autres femmes se mettent en tête de perdre du poids en mangeant moins, mais n'y arrivent pas. Pour hâter le processus, elles sautent un ou deux repas par jour, deviennent nerveuses et agressives. Toujours affamées, elles tremblent et succombent à des fringales incroyables. Elles deviennent boulimiques, mangent seules, en cachette, et dévorent une quantité astronomique d'aliments en un temps record, avant de s'endormir, gavées de calories et de remords. Quelques millions de femmes vivent ces problèmes, passant du jeûne à l'orgie, utilisant des laxatifs ou des diurétiques pour éliminer les excès, vomissant pour accélérer les processus et répétant le scénario chaque fois qu'une frustration se présente ou qu'un vague à l'âme les envahit.

J'ai reçu à la clinique plusieurs femmes qui souffraient de boulimie et j'ai rarement vu autant de détresse. La plupart de ces femmes ont des carrières super intéressantes et elles vivent avec leur secret pendant des années. Leur problème passe incognito, mais leur vie est un véritable cauchemar.

L'utilisation abusive des laxatifs et des diurétiques déshydrate l'organisme, et elle touche le cœur et les reins. Les vomissements à répétition endommagent l'estomac et l'œsophage, provoquant une acidité qui peut même tacher les dents. Et tout cela, sans compter les sentiments négatifs liés au comportement de ces femmes, et les remords qui diminuent leur estime d'elles-mêmes. Comme il en a été question pour les adolescentes, ces femmes ont souvent leur première crise de boulimie à la suite d'un régime trop sévère. Le cercle vicieux s'installe et le déséquilibre alimentaire persiste aussi longtemps qu'une démarche n'est pas entreprise pour aborder les causes profondes du désordre.

D'autres femmes allient des heures excessives d'exercice à un régime carencé. Ces femmes lancent deux défis à leur corps et risquent de perdre leurs belles réserves. Lorsqu'une marathonienne ou une sportive dépasse les limites raisonnables d'exercice, elle bousille son système hormonal et provoque l'arrêt ou l'irrégularité de son cycle menstruel. Certaines jeunes sportives ou ballerines perturbent complètement leur cycle menstruel et accélèrent leurs pertes osseuses à une époque cruciale de la croissance osseuse. Ce type de déséquilibre peut mener à l'infertilité et à l'ostéoporose.

Les femmes qui ne mangent plus assez d'aliments n'ont pas idée du tort qu'elles causent à leur corps et à leur santé globale, tort pouvant laisser des séquelles à long terme.

LE DILEMME DES FUTURES MAMANS

Lorsque je portais mes filles, chaque visite chez l'obstétricien commençait par la pesée et, quand mon gain de poids mensuel dépassait un kilo, l'entrevue prenait l'allure d'une négociation autour du pèse-personne ! La mode était de ne pas avoir l'air enceinte et de restreindre la prise de poids à 8 kg pour toute la durée de la grossesse. Cette mode, validée par les médecins du temps, m'a valu plusieurs complications.

Depuis, de nombreuses études ont démontré qu'une telle approche était dangereuse, qu'elle nuisait à la santé de la mère et au développement du bébé. Une femme enceinte qui ne prend pas suffisamment de poids risque de donner naissance à un tout petit bébé (moins de 2,5 kg) et celui-ci a plus souvent des problèmes neurologiques ou psychomoteurs qu'un bébé pesant plus de 3 kg. Le Dispensaire diététique de Montréal, qui conseille chaque année, depuis plus de 50 ans, plus de 2 500 femmes enceintes, a fait la preuve qu'un menu corrigé, adapté aux besoins de la mère, favorise le bon gain de poids et réussit à diminuer l'incidence de prématurité et de bébés trop petits à la naissance.

La consigne actuelle concernant le gain de poids pendant la grossesse tient compte du poids de départ de la future maman. Elle est la même en France.

Une future maman très mince (qui a un IMC de moins de 20) doit viser un gain de 12,5 à 18 kg. Elle doit faire du rattrapage avant ou en début de grossesse pour favoriser la croissance normale du fœtus. Un nombre important de femmes maigres, de fumeuses, d'adolescentes et de femmes qui vivent sous le seuil de la pauvreté ne réussissent pas à bien manger et n'arrivent pas à gagner le poids suggéré. Elles ont plus de complications à l'accouchement, leurs bébés sont plus souvent prématurés ou trop petits et elles courent plus de risques de le perdre à la naissance.

Une future maman qui a un IMC de 20 à 27 doit viser un gain de 11,5 à 16 kg. Au premier trimestre, un gain de 1 à 3,5 kg est adéquat. Par ailleurs, une perte de poids est problématique et doit être corrigée rapidement. Par la suite, un gain d'environ 400 g par semaine est suffisant.

La future maman qui a un IMC de plus de 27 ne peut pas gagner autant de poids. Son gain ne devrait pas dépasser de 7 à 11,5 kg et le gain hebdomadaire devrait être de 0,3 kg. Elle n'a pas à perdre de poids pendant la grossesse, mais elle doit surveiller de plus près le pèse-personne afin de réduire les risques de prééclampsie, d'avoir une césarienne ou encore de donner naissance à un bébé de plus de 4 kg.

La femme qui souffre de troubles alimentaires pendant sa grossesse a plus de risques de faire une fausse couche, d'avoir des complications à l'accouchement, d'accoucher d'un bébé de petit poids et d'avoir une période dépressive plus longue après l'accouchement.

Malgré ces données bien établies, des femmes sont réticentes et refusent de manger pour deux. Elles ont l'impression que le fœtus se sert à volonté et qu'elles n'ont pas à se soucier de leur propre organisme. Elles sous-estiment les exigences de l'accouchement et de l'allaitement. Elles s'oublient et diminuent ainsi leurs réserves et leur résistance.

La même attitude prévaut lorsqu'elles rêvent de retrouver leur silhouette quelques semaines après l'accouchement. Celles qui allaitent et qui consomment moins de 2 000 calories par jour vont droit vers l'épuisement. Elles nuisent à la production de lait, et leur bébé affamé pleure nuit et jour… De plus, une perte de poids rapide après l'accouchement ne donne pas de bons résultats. La nature a prévu un processus plus lent. La maman qui a conservé un surplus de 2 à 5 kg après l'accouchement utilise ce surplus pour répondre aux exigences de l'allaitement. Même si elle mange plus qu'en temps normal, elle retrouve sa taille aussi rapidement que celle qui n'allaite pas et qui mange moins. De fait, la majorité des femmes qui avaient un poids santé avant de devenir enceintes retrouvent leur poids prégrossesse, sans avoir recours à des réductions de calories, dans la première année après l'accouchement, qu'elles aient allaité ou non.

Un régime sévère affaiblit, alors que les besoins nutritifs de la nouvelle maman sont plus élevés que jamais. Une question de poids ne devrait pas mettre en péril une chose aussi importante.

LE GAIN DE POIDS À LA MÉNOPAUSE

Les frénésies de sucre ou de salé qui précèdent les menstruations hantent la majorité des femmes pendant des années. Les variations d'appétit et de poids dans un cycle lunaire ne relèvent pas de leur imagination. Ballonnements et rétention d'eau font partie des inconforts normaux quelques jours par mois.

De 3 à 5 ans avant la ménopause, les choses se corsent. On note un gain de poids de 2 à 8 kg, même si le menu demeure inchangé. Nombre de femmes ont le ventre plat jusqu'à 14 h, puis elles se plaignent de ballonnements au point de devoir changer de jupe ou de pantalon pour terminer la journée. L'inconfort persiste au-delà de quelques jours par mois et les explications se font rares.

Chose certaine, la transition hormonale qui survient à la ménopause touche la glande thyroïde et ralentit le métabolisme, qui est responsable de la combustion des calories. La femme de 50 ans ne brûle plus les calories comme avant et gagne du poids, malgré le fait qu'elle mange moins qu'à 30 ans. La baisse normale des œstrogènes s'accompagne d'une baisse du tissu musculaire et d'une redistribution du tissu gras. Ce dernier s'installe autour de la taille et modifie la silhouette, ce qui impose quasi invariablement quelques réajustements vestimentaires... La femme qui choisit l'hormonothérapie n'a pas plus de facilité à maintenir son poids. Par contre, ce gain de poids semble une réponse à la réorganisation interne. Certains ont observé qu'un surplus de poids pouvait protéger la densité osseuse et même diminuer les bouffées de chaleur. Ce serait peut-être une prime-ménopause !

L'acceptation d'un gain de quelques kilos se fait mieux lorsqu'on peut blâmer les changements hormonaux. Par contre, la tentation de suivre un régime sévère n'est pas la voie idéale, car le métabolisme est déjà ébranlé. Toute perte rapide de poids à cette période occasionne une baisse des tissus osseux et musculaires et ne protège pas contre une reprise de poids plus importante.

LE POIDS DE LA FEMME PLUS ÂGÉE

Il n'y a jamais eu autant de femmes âgées au Québec, au Canada et en France. L'espérance de vie est maintenant de 82,4 ans et, dans le groupe des 85 ans et plus, il y a deux fois plus de femmes que d'hommes. En France, les femmes vivent en moyenne 83 ans et huit mois et les hommes 76 ans et sept mois. Le nombre d'années pendant lesquelles les femmes sont en bonne santé progresse également, et c'est ce qui constitue la vraie bonne nouvelle.

Pour la question du poids, les femmes de plus de 65 ans se sentent moins concernées. Et pour cause. La minceur ne présente plus les mêmes bénéfices lorsqu'on atteint un âge plus avancé. Les personnes âgées qui ont un poids légèrement supérieur au poids santé établi par l'OMS seraient en meilleure forme que les minces. Selon des chercheurs de la School of Medicine of Stanford, en Californie, une femme de 70 ans qui a un IMC de 28 n'est pas considérée comme trop ronde, contrairement à une femme de 45 ans de même taille.

Tableau 3
Poids d'une femme de 45 ans, comparativement à celui d'une femme de 70 ans

Femme	Taille	Poids	IMC	Évaluation
45 ans	160 cm	64 kg	IMC 25	Poids santé
70 ans	160 cm	72 kg	IMC 28	Poids santé acceptable

De plus, lorsqu'une personne âgée qui n'est pas obèse perd du poids à la suite d'une hospitalisation ou d'une autre cause, elle perd de la masse musculaire. Si elle réussit à regagner du poids, le gain favorise le tissu gras, au détriment de la masse musculaire. Cette tendance observée pour la première fois chez un grand nombre de personnes âgées met en garde contre la perte de poids à un âge avancé. Toute perte de poids touche la masse musculaire, la force musculaire et la densité osseuse.

MÉDICAMENTS ET GAIN DE POIDS

Tout au long de la vie, les femmes connaissent des sautes d'humeur et des périodes d'anxiété causées ou non par des fluctuations hormonales. Elles mènent de front travail, famille et le reste, et composent avec un niveau élevé de stress. Lorsqu'elles cherchent de l'aide, les antidépresseurs demeurent le traitement de choix des médecins. Or, certains antidépresseurs (Elavil, Paxil, Zyprexa, Remeron et autres) favorisent le gain de poids, alors que d'autres (Effexor, Zoloft, Celexa, Zyban et autres) n'ont pas cet effet secondaire. S'il y a prise régulière d'antidépresseurs, il y a lieu de demander à son médecin de ne pas prendre une substance complice d'un gain de poids.

DES RÉGIMES UTILES OU NUISIBLES ?

La mode des régimes amaigrissants perdure. Et ses effets pervers perdurent également.

Combien de femmes qui ont tenté de perdre 5 kg à 20 ans se retrouvent avec 25 kg à perdre 20 ans plus tard ? Beaucoup, beaucoup trop.

Si l'on demandait à toutes les femmes rondes et obèses de nous révéler le nombre de régimes qu'elles ont suivis pendant leur vie, on pourrait conclure que les régimes font grossir. De fait, le corps ne veut pas maigrir, et chaque régime réveille en lui une réaction métabolique qui vise à regagner le poids perdu. Cette réaction programmée pour la survie de l'humanité est source de pleurs et de grincements de dents, et n'aide personne à perdre du poids à long terme.

Quand j'entends une femme me dire que son médecin veut qu'elle perde 20 kg en 6 mois et que cette femme a déjà suivi de multiples régimes, je m'arrache les cheveux ! Les possibilités d'atteindre l'objectif sont minces, et la frustration est immense.

Qu'il s'agisse du régime Montignac, du Atkins, des Weight Watchers, du Miami ou de bien d'autres, les efforts ne semblent pas porter fruit. De fait, depuis 20 ans, la prévalence de l'obésité chez les Québécois de 20 ans et plus a augmenté de 56 %, alors que les problèmes de surpoids touchent 42 % des hommes et 25 % des femmes. Faible consolation pour les femmes. En France, 11 % des adultes sont obèses. Encore plus préoccupant, il y a aujourd'hui quatre fois plus d'enfants obèses qu'en 1980.

On peut blâmer les portions servies au restaurant, le fast-food, le fructose HFCS (*high fructose corn syrup*), le manque de temps pour manger et le manque d'exercice, mais on peut aussi blâmer les régimes qui déstabilisent le métabolisme.

La femme qui maigrit en mangeant moins de 1200 calories par jour habitue son métabolisme à bien fonctionner avec peu de calories. Lorsqu'elle retrouve son menu habituel, elle reprend graduellement du poids, car son métabolisme n'a pas repris la vitesse de combustion qu'il avait avant le régime. Toute réduction de calories peut ralentir la vitesse de combustion des calories jusqu'à 50 %, et tout retour à un menu plus généreux s'accompagne d'une reprise de poids. Plus l'écart est grand entre le régime et le menu habituel, plus la reprise s'effectue rapidement.

Mis à part les réactions métaboliques normales, d'autres effets secondaires peuvent accompagner une perte de poids rapide, comme la fatigue, la constipation, des étourdissements, de l'irritabilité, de l'insomnie, une intolérance au froid et même la formation de calculs biliaires. Une liste de malaises qui n'améliorent pas la santé des femmes. Bien sûr, plus le régime est sévère, plus les malaises sont prononcés.

Et, triste réalité, 90 % des personnes ne parviennent jamais à conserver leur nouveau poids, quel que soit le régime suivi. Chaque fois qu'elles terminent une nouvelle cure, elles risquent d'ajouter quelques centimètres à leur tour de taille... Le Dr Bronwell, de la Faculté de médecine de l'Université de Pennsylvanie, explique le phénomène du poids yoyo en se basant sur ses expériences avec les rats. Lorsqu'il donne en alternance à ses rats un menu riche et un menu pauvre en calories, ses rats gagnent et perdent du poids. Au premier régime, le rat perd du poids en 21 jours et le reprend en 46 jours. Au deuxième régime, le rat perd le même poids en 46 jours et a tout repris 14 jours après !!! Le poids devient de plus en plus difficile à perdre et le regain de poids est de plus en plus rapide. Ce phénomène du poids yoyo n'est malheureusement pas spécifique aux rats. Les humains partagent la même vulnérabilité. Plus il y a de pertes et de reprises de poids, plus il y a de fringales, et plus la santé mentale est touchée. Il n'y a rien de plus déprimant que de vivre un tel échec après des mois de privations.

Mieux vaut reconnaître le mécanisme inné de survie qui est présent en chacune de nous et qui limite notre capacité de perdre du poids à long terme. Après quelques semaines de réductions importantes de calories, le métabolisme s'adapte et brûle plus lentement les calories consommées. Il conserve ce rythme plus lent pendant plusieurs mois et favorise le regain de poids après chaque régime. Mieux vaut repenser toute cette question.

UNE APPROCHE PLUS DOUCE

L'obsession de la minceur a malmené la gent féminine. La guerre des kilos a assez duré. Les femmes doivent enfin accorder une trêve à leur corps et à leur esprit. Mais attention, une trêve n'est pas une invitation à s'empiffrer...

L'approche douce donne la priorité à la santé et relègue le pèse-personne au placard. Elle bannit les mots « régime » ou « diète », termes liés à une action temporaire, à un voyage malheureux. Elle ne s'improvise pas la veille de l'achat d'un maillot de bain ou lors d'un changement de saison. Elle met l'accent sur de beaux aliments. Elle vise une réforme alimentaire à long terme et peut déclencher une perte de poids. La recherche d'une meilleure énergie est considérablement moins stressante que l'obsession d'un nouveau poids.

L'approche douce ne cultive pas les illusions. Elle tient compte de l'âge de la femme, de son « histoire » de poids, de son héritage familial et de son contexte immédiat. Une femme de 48 ans, forte depuis l'adolescence, qui a suivi trois régimes par année depuis 20 ans, ne peut pas espérer perdre de 25 à 30 kg en 12 mois. Elle peut perdre quelques kilos en mangeant mieux, mais elle n'atteindra jamais l'irréaliste poids souhaité. La jeune femme dont les parents sont obèses et qui a un excès de poids d'environ 10 kg depuis la puberté a des chances de retrouver une taille plus fine si elle n'a pas déjà entrepris trente-six régimes différents, si elle quitte l'environnement familial et si elle adopte de nouvelles habitudes de vie. L'objectif doit coller à la réalité de chaque femme.

L'approche douce commence par l'élaboration d'une image constructive de soi ! Elle se situe dans la lignée du programme *Choisir de maigrir* qui existe au Québec depuis 25 ans et qui favorise une saine gestion du poids en passant par une acceptation de soi.

Toutes les femmes ont des atouts physiques qu'elles peuvent mettre en valeur, par exemple des yeux pétillants, un sourire engageant, une chevelure saine, un rire contagieux, des dents éclatantes, de beaux ongles, une peau saine, des gestes gracieux, une démarche séduisante ou des jambes minces.

Toutes les femmes ont des habiletés manuelles et sociales, ainsi que des qualités humaines qu'elles peuvent exploiter davantage : ou bien elles sont sportives, ou intellectuelles, ou habiles couturières, ou excellents médecins, ou dévouées à la communauté, ou très bonnes mathématiciennes, ou douées d'une belle voix, ou habiles politiciennes, ou artistes, ou fines cuisinières. Toutes ont des forces qu'elles peuvent revaloriser.

En établissant le bilan de ses actifs, chaque femme redécouvre ses vraies richesses qui n'ont rien à voir avec son tour de taille.

Quelques questions pertinentes

Une honnête négociation avec soi-même peut donner suite au bilan de ses actifs. Voici quelques questions qui peuvent stimuler la réflexion :

- Vais-je continuer à réagir aux pressions sociales et familiales ?
- Ai-je le goût d'entreprendre une démarche qui me convient ?
- Est-ce que je veux améliorer ma santé ou seulement perdre du poids ?
- Est-ce que je souhaite améliorer mes choix alimentaires ?

- Suis-je prête à ralentir le rythme de mes repas ?
- Quels sont mes aliments-plaisirs et quels sont ceux qui pourraient le devenir ?

Il est risqué de suggérer l'élimination des aliments-plaisirs, car ce qui est interdit devient encore plus attirant, me souligne une collaboratrice. Mieux vaut trouver un nouvel équilibre entre les nouveaux et les anciens aliments-plaisirs.

- Est-ce que je suis prête à intégrer une activité physique à ma routine ?

Une fois que la négociation est entamée, il est sage de réfléchir à ses goûts et à ses obligations avant de commencer un programme d'activité physique quelconque. Il vaut mieux commencer lentement afin de ne rien brusquer. Une promenade de 10 à 15 minutes après les repas donne des résultats et ne bouleverse pas la routine quotidienne. Réussir à intégrer l'exercice dans sa vie au même titre que le brossage des dents permet d'atteindre une plus grande aisance physique, de bénéficier d'une meilleure oxygénation et de reléguer aux oubliettes la recherche du corps parfait.

Le programme *Choisir de maigrir* se base sur une nouvelle façon de considérer les problèmes de poids. Il souligne haut et fort que l'utilisation de régimes de toutes sortes ne représente aucunement la solution aux problèmes de poids, la restriction alimentaire pouvant même augmenter le problème du poids par l'effet yoyo.

DES CHANGEMENTS QUI FONT DU BIEN

L'aspect alimentaire de l'approche douce vise d'abord l'énergie et la satiété. On veut se sentir mieux et ne pas avoir faim. Le chemin le plus sûr pour atteindre cet objectif est :

- d'intégrer suffisamment de protéines à chaque repas et aux collations, au besoin ;
- de ne jamais sauter le petit déjeuner, même si on l'a sauté depuis des années ;
- d'augmenter sa consommation de légumes ;
- de remplacer graduellement les desserts sucrés par des fruits frais.

Au fil du temps, l'adoption graduelle de nouveaux aliments rehausse la valeur nutritive du menu. Les protéines intégrées à chaque repas procurent une meilleure énergie et un effet de satiété qui réconforte. La présence constante du petit déjeuner améliore non seulement le rendement du matin, mais peut réduire la résistance à l'insuline et le taux de mauvais cholestérol. La consommation plus élevée de fruits et légumes a également fait ses preuves, car plus il y a de fruits et légumes au menu, moins il y a de problèmes de poids.

Petit train va loin

Tranquillement, d'autres petits changements peuvent faire une réelle différence :

- prendre le temps de manger au moins trois fois par jour ;
- se faire plaisir en savourant des aliments à son goût ;
- considérer le repas comme un temps fort de la journée ;
- oublier le beurre sur le pain, un repas sur deux pour commencer ;

- oublier de mettre le beurre sur la table, et tout le monde s'en portera mieux ;
- commencer le repas par une bonne soupe aux légumes maison ;
- remplacer les frites par une salade ou un légume supplémentaire, au restaurant ;
- ajouter des crudités en début de repas pour augmenter fibres alimentaires et vitamines ;
- adopter le beau fruit frais à l'heure du dessert ;
- remplacer les pâtés, et autres charcuteries par des viandes fraîches ;
- essayer de nouvelles méthodes de cuisson (au four, à la vapeur d'herbes, au micro-ondes).

Cette liste, qui est forcément incomplète, favorise de belles découvertes alimentaires. Elle mène vers un mieux-être et l'acquisition de nouveaux plaisirs. S'il n'y a pas de plaisir, il ne peut y avoir de changements durables !

Cette approche offre un programme de vie adapté aux possibilités de chacune. Elle favorise des changements et permet d'accumuler de nouvelles victoires à chaque changement vraiment intégré. Elle permet d'oublier le pèse-personne et donne plus d'espace à la femme elle-même. Elle ne fait que des gagnantes.

QUE PENSER DES ALIMENTS ALLÉGÉS ?

De la fausse crème glacée aux fromages sans gras, en passant par les vinaigrettes sans huile et le chocolat sans sucre… Il n'y a jamais eu autant d'aliments sans sucre et sans gras sur le marché et il n'y a jamais eu autant de problèmes d'obésité et d'embonpoint… Il y a de quoi réfléchir.

En 2005, les Américains ont dépensé 63 milliards de dollars US pour ce type d'aliments, un record de tous les temps. L'aspartame, qui ne constitue que l'un des faux sucres sur le marché, se retrouve à l'heure actuelle dans plus de 6 000 produits alimentaires à travers le monde.

Je ne me laisse pas entraîner dans cette galère, car aucune étude n'a pu démontrer de réels avantages sur le poids à la suite de l'utilisation de tels produits. Certains chercheurs lient même ces faux sucres à de graves problèmes de santé. Et d'autres émettent l'hypothèse que des aliments sucrés artificiellement neutralisent notre habileté à gérer notre consommation de calories. Un chercheur de l'Alberta a noté que de jeunes rats de laboratoire ont tendance à surconsommer lorsqu'ils sont nourris d'aliments allégés. Le dossier n'est sûrement pas clos. En attendant, j'encourage la consommation de *vrais* aliments et je n'encourage pas la consommation d'aliments allégés.

IL Y A PLUSIEURS CHEMINS QUI MÈNENT À ROME

Le National Weight Control Registry (Registre national de contrôle du poids), qui a vu le jour en 1993 aux États-Unis, recueille une foule de données sur des Américains qui ont perdu du poids et qui ne l'ont pas repris. Ce registre renferme des informations sur plus de 5 000 hommes et femmes qui ont perdu en moyenne 32 kg et qui ont maintenu leur perte pendant six ans. Exploit qui suscite de l'espoir, mais qui n'atteint que peu d'individus.

Les responsables de cet organisme notent que les pertes durables reflètent des changements durables. Les individus qui ont maintenu un nouveau poids ont choisi de maigrir. Ils ont modifié de façon permanente leurs habitudes alimentaires et leur activité physique. On rapporte qu'en moyenne ils marchent de 60 à 90 minutes par jour pour prévenir le regain de poids. Ils font la démonstration que des changements permanents donnent des résultats, mais qu'aucun régime particulier n'en sort gagnant. Ce sont bel et bien les individus qui font la différence.

Chapitre 3

Le manque de temps

Le manque de temps est l'un des obstacles majeurs à l'équilibre alimentaire de la femme. Pour lui venir en aide, les aliments minute se sont multipliés comme des petits pains du plus sain au plus gourmand. Mais cela n'apporte pas toujours des bénéfices santé. La responsabilité d'acheter et de cuisiner les aliments revient encore aux femmes dans plus de 80 % des cas et s'ajoute à un agenda déjà bien rempli. Consacrer une heure ou moins par jour pour nourrir une famille n'est pas un problème en soi, mais manquer de temps pour manger me semble plus inquiétant !

L'épouse-mère-de-jeunes-enfants qui a une carrière demeure la femme la plus vulnérable d'entre toutes. Elle travaille facilement 11 h par jour, au bureau et à la maison. La célibataire et la femme sans jeunes enfants s'en tirent un peu mieux, mais l'horaire demeure chargé. Ces femmes partagent leur temps entre le travail, la famille immédiate, la grande famille, le bénévolat dans la communauté dont elles font partie et leurs amis. Au lieu de se réserver quelques heures à elles, elles hésitent et s'oublient. Combien de femmes demeurent incapables de dire non et se laissent dévorer par les autres et par les bonnes causes… Est-ce une question de temps ou une déformation féminine ?

Alors que les heures consacrées au travail rémunéré semblent en décroissance, il n'y a pas de véritable augmentation des heures de loisirs, et encore faut-il définir ce que l'on entend par loisirs. Les heures perdues pour se rendre et revenir du bureau ou pour conduire les enfants à leurs cours font-elles partie des loisirs ? Les heures passées au gymnase pour se garder en forme sont-elles comptabilisées comme du temps libre ? Les heures réservées aux devoirs des petits en font-elles partie ? L'horaire surchargé d'un grand nombre de femmes leur laisse peu de temps pour se dorloter et mieux manger. La mission n'est toutefois pas impossible.

Une jeune femme qui souffrait d'arthrite avait entrepris, avant de venir me consulter, une série de démarches thérapeutiques fort coûteuses. Alors que nous discutions des corrections à apporter à son alimentation, elle a admis qu'elle n'avait plus le temps de manger. Elle avalait son petit déjeuner dans le métro et sautait souvent le repas du midi. Un tri parmi ses activités m'a semblé plus important qu'une modification alimentaire majeure.

Un grand nombre de femmes valorisent les dîners entre amis, mais elles boudent le repas de semaine qu'elles considèrent comme une perte de temps. Elles ne s'assoient même plus pour manger. Elles avalent des simili-repas à la sauvette entre deux activités. Elles sous-estiment, comme les hommes d'ailleurs, la dimension du repas qui nourrit l'esprit et apporte une dose d'énergie mentale qui ne se calcule pas en calories.

Ce dilemme autour du temps me rappelle la remarque d'un ami psy à qui j'avais fait part de mon manque de temps pour faire plus d'activité physique et qui avait rétorqué : « On a toujours le temps de faire ce que l'on veut faire. » Depuis ce jour, je ne dis plus « je n'ai pas le temps », mais « je n'ai pas pris le temps ». Je suis consciente de mon pouvoir sur le temps… pouvoir limité bien entendu, mais qui me permet de dire oui ou non, de choisir entre l'important et l'urgent au fil des jours et des semaines.

QUELQUES EXCUSES ET IDÉES DE RECHANGE

Au cours des trente dernières années, j'ai entendu dans ma clinique de nutrition des milliers de femmes me parler de leurs difficultés à bien se nourrir. J'ai rencontré plusieurs superfemmes qui m'ont fait part de leurs trucs de survie. Certains trucs m'ont fait sourciller, d'autres m'ont inspirée. Je vous présente quelques idées de rechange aux excuses les plus fréquentes.

Je suis trop pressée pour manger le matin. Au moins 30 à 40 % des femmes ne mangent pas le matin. Elles ont l'excuse de nourrir les enfants, de les préparer et de ne plus avoir de temps pour elles-mêmes. Malheureusement, cela nuit à leur énergie, mène au fameux coup de barre de 11 h et aux frénésies de sucre de 16 h. Quelques recherches récentes soulignent que l'absence de petit déjeuner nuit au maintien d'un poids santé. **Option santé** : préparez des petits déjeuners minute pour obtenir au moins 10 g de protéines (voir chapitre 7, p. 145).

Petit déjeuner dans un verre – 1 portion

Mélanger tous les ingrédients au mixeur : 180 ml (¾ tasse) de lait ou de boisson de soja, saveur originale, avec 125 ml (½ tasse) de yogourt nature, 15 ml (1 c. à soupe) de graines de lin moulues ou de son de blé, 1 banane ou 1 poire ou 180 ml (¾ tasse) de petits fruits surgelés sans sucre. Verser dans un grand verre.

Si désiré, préparer ce petit déjeuner la veille et le conserver au frigo dans un récipient hermétique. Bien agiter avant de servir.

Valeur nutritive : 334 kcal, 14 g de protéines, 12 g de gras, 43 g de glucides et 4 g de fibres.

Crème minute aux fruits – 1 portion

Bien mélanger tous les ingrédients au mixeur : 1 fruit frais (pomme ou poire pelée et coupée en morceaux), 125 ml (½ tasse) de fromage blanc 2 %, 125 ml (½ tasse) de lait ou de boisson de soja, saveur originale, et 1 c. à soupe de son de blé naturel.

Si désiré, préparer le mélange la veille et le conserver au frigo dans un bol recouvert d'une pellicule plastique. Le matin, mélanger le tout délicatement et savourer à la cuillère ou dans un verre.

Valeur nutritive : 241 kcal, 20 g de protéines, 4 g de gras, 33 g de glucides et 7 g de fibres.

Sinon, prévoyez une pause petit déjeuner au bureau avant de commencer le travail.

- Conservez au bureau une boîte de bonnes céréales et 1 litre (4 tasses) de lait au frigo pour la semaine. Apportez le fruit frais de la maison et complétez le tout par un café au lait.

ou

- Laissez dans le frigo du bureau un pot de beurre de cacahuètes. Apportez une pomme de la maison. Tartinez généreusement les quartiers de pomme de beurre de cacahuètes. Un délice. Complétez par un café au lait.

ou

- Laissez dans le frigo du bureau un récipient de fromage ricotta ou de fromage blanc crémeux. Apportez une barquette de petits fruits (myrtilles, mûres ou framboises) et une petite crêpe de blé entier. Tartinez généreusement la crêpe de ricotta ou de fromage blanc, puis disposez des petits fruits sur le dessus. Roulez la crêpe et dégustez avec un café au lait.

ou

• S'il n'y a pas de frigo au bureau, conservez des amandes dans un tiroir. Le matin, apportez 175 g de yogourt et un fruit frais que vous mangerez avec une poignée d'amandes.

J'avale à toute vitesse une viennoiserie et un café au bureau. Dommage, car ce type de petit déjeuner ne vous nourrira pas suffisamment pour combler vos besoins. Le contenu d'un muffin du commerce peut décevoir, car il ne fournit que de 4 à 6 g de protéines et il a une teneur variable en fibres. (Sources : Sites Web de Tim Hortons, de Dunkin' Donuts et de McDonald's, 2007.) Le même muffin renferme autant de calories et de glucides que 3 ou 4 tranches de pain, et autant de gras que de 10 à 20 ml (2 à 4 c. à thé) de beurre. **Option santé** : apportez une pomme, un morceau de vrai fromage et un petit pain aux céréales entières au bureau. Accompagnez le tout d'un café au lait. Vous obtiendrez ainsi suffisamment de protéines et de fibres. De plus, ce petit déjeuner vous rassasiera à une fraction du prix d'un petit déjeuner pris au restaurant.

Avant le premier cours, je grignote un pain au lait tartiné de fromage à la crème. Surprise… Un pain au lait, un peu plus calorique que le pain blanc, renferme environ la même quantité de protéines, mais bien plus de lipides. Le fromage à la crème ne fournit pratiquement pas de calcium, renferme quatre fois moins de protéines et presque deux fois plus de gras que la même quantité de mozzarella au lait partiellement écrémé (voir tableau, p. 66). **Option santé** : pour faire le plein d'énergie dans un environnement de distributrices, achetez un berlingot de lait et un sac de graines de tournesol. Vous aurez alors assez de protéines et de fibres pour remplacer un petit déjeuner. Un fruit frais entre deux cours complétera le tout.

Tableau 4
Le vrai visage du fromage à la crème

Valeurs nutritives	Fromage à la crème	Mozzarella 2 %
Portion	30 g	30 g
Calories	90 calories	90 calories
Protéines	2 g	8 g
Gras	9 g	5 g
Calcium	24 mg	200 mg

La barre de céréales s'avale plus vite qu'un bol de céréales. Peut-être, mais la barre ne fournit pas les mêmes éléments nutritifs. Les principales barres que l'on trouve sur le marché font piètre figure quand on les compare aux céréales les plus populaires. En tête de liste des ingrédients de plusieurs de ces barres, on trouve un sucre quelconque. De fait, la barre All-Bran renferme jusqu'à six fois plus de gras et trois fois moins de fibres que le bol de céréales correspondant. De plus, elle n'est pas enrichie de fer et ne se mange pas nécessairement avec du lait. Sa valeur nutritive se rapproche davantage de celle d'une galette à la farine d'avoine. Elle s'avale vite, mais ne nourrit pas autant que les céréales prises avec du lait ou du yogourt.

Tableau 5
Le bol de céréales, comparativement à la barre de céréales

Valeurs nutritives	All-Bran Buds (avec psyllium)	Barre All-Bran
Portion	80 ml (1/3 tasse)	1 barre
Calories	70	130

Gras	0,5 g	6 g
Fibres	12 g	4 g
Fer	25 % des ANR*	10 % des ANR
Magnésium	30 % des ANR	8 % des ANR

**** ANR : apports nutritionnels recommandés.***

Je n'ai pas le temps de manger le midi. Plus de 50 % des femmes actives ne mangent pas le midi. Elles vont au gymnase, elles font des courses ou elles restent simplement au bureau pour finir leur journée plus tôt ou pour ne pas rater un appel. Malheureusement, ces femmes terminent la journée le ventre creux et l'énergie dans les talons. Si elles veulent perdre du poids de cette façon, elles sont plutôt tombées dans un piège qui a l'effet contraire. **Option santé** : contournez l'obstacle en repensant votre horaire de la journée. Il suffit parfois de suspendre les appels et de planifier une pause de 30 à 45 minutes pour manger un vrai repas, même léger. Cette pause vous donnera un second souffle. Un menu simple suffit :

- une soupe-repas (soupe de légumes avec lentilles ou poulet ou crevettes), quelques crudités et un yogourt ;
- une salade-repas (tomates cerises et verdures avec poulet cuit ou un œuf cuit dur et fromage ou thon et légumineuses) et un fruit frais ;
- un sandwich au thon, au saumon, au poulet, à la dinde ou au fromage avec crudités et un fruit frais.

Quand je n'ai pas le temps, j'avale un substitut de repas. C'est préférable plutôt que de ne rien avaler. Mais le contenu en fibres est souvent assez faible. **Option santé** : si vous utilisez souvent ce type de dépannage, ajoutez des crudités ou un fruit frais et une poignée de noix de soja grillées ou d'amandes.

Tableau 6
Exemples de substituts de repas

Éléments nutritifs	Candia minceur	Gerlinéa barres céréales
Portion	250 ml	2 barres
Calories	201-215	236
Protéines	15 g	15 g
Gras	5 g	7 g
Fibres	3 g	3 g
Sucres	27 g	27 g

Je n'ai pas le temps de préparer un déjeuner, je mange les restes de la veille. C'est logique, mais le repas ne sera peut-être pas assez nourrissant. Si les restes ressemblent à des pâtes accompagnées de peu de protéines, le menu du midi ne vous soutiendra pas longtemps. D'accord pour les restes, mais donnez la priorité aux protéines. **Option santé** : la veille, il n'est pas plus long de cuisiner une portion additionnelle de poulet, de poisson ou de viande. S'il ne reste pas l'équivalent de 100 g de poulet ou de poisson, complétez le plat du midi par des pois chiches, des edamames (fèves de soja fraîches), des noix hachées ou des cubes de fromage pour atteindre une dose acceptable de protéines. Sinon, accompagnez le repas d'un yogourt, d'un berlingot de lait ou d'une boisson de soja.

Lorsque je fais les courses le week-end, je n'ai pas le temps de manger... Et les risques sont grands de tomber dans le piège des stands de viennoiseries et autres beignets du centre commercial. **Option santé** : repensez l'horaire de vos courses afin d'éviter l'environnement des odeurs alléchantes quand vous avez le ventre creux. Mangez avant de quitter la maison ou partez plus tôt, vous aurez alors la possibilité de manger un meilleur repas au retour des courses. Sinon, pour tenir le coup jusqu'au retour à la maison, apportez ou achetez une collation riche en protéines, du genre sac de graines de tournesol, un ou deux morceaux de fromage, un berlingot de lait ou une boisson de soja enrichie de calcium.

Tableau 7
Boisson de soja et lait demi écrémé

Éléments nutritifs	Boisson de soja saveur originale 250 ml (1 tasse)	Lait demi écrémé 250 ml (1 tasse)
Calories	130	122
Protéines	7 à 9 g (selon la marque)	8 g
Glucides (sucre)	6 g	12 g
Gras	6 g	5 g
Oméga-3	0,3 g	0
Potassium	270 mg	375 mg

Je suis fatiguée quand je rentre du travail, et c'est presque l'heure du souper. Hélas, bon nombre de femmes rentrent fatiguées du bureau, après avoir été chercher les enfants à la garderie ou après un verre entre collègues auquel elles ne pouvaient pas vraiment refuser de participer. **Option santé** :

- Prévoyez une collation avant de quitter le travail, du genre yogourt, poignée de noix non salées ou un berlingot de boisson de soja. Cette petite dose de protéines accroîtra votre énergie et calmera votre appétit.

- En entrant dans la cuisine, sortez une assiette de crudités (crudités déjà préparées, conservées au frigo et bien emballées ou des mini-carottes, tout simplement) pour calmer votre appétit et servez-vous un petit jus de légumes.

Je n'ai pas le temps de cuisiner les soirs de semaine. L'horaire est contraignant et les demandes fusent de toutes parts : devoirs, courriels, etc. La cuisine de dernière minute n'est pas une cuisine d'inspiration ; elle risque de nuire à l'équilibre du repas. **Option santé** :

- Consacrez quelques heures du week-end (une demi-journée, s'il le faut) pour faire les achats et préparer des plats pour la semaine.
- Achetez des aliments qui se préparent rapidement comme les salades prélavées, les crudités prêtes à manger, les légumes surgelés, les steaks préemballés surgelés, les repas surgelés à base de dinde, de poisson ou de fruits de mer, les fruits frais, les plats de poulet ou de poisson conservés sous vide. Lisez bien les tableaux de la valeur nutritive pour ne pas acheter des aliments qui ont un excès de sel (sodium) ou des gras trans (voir chapitre 9, p. 175).
- Approvisionnez-vous dans les magasins qui offrent une variété de légumes crus (brocoli, chou-fleur, poivrons et carottes) prêts à grignoter ou prêts à cuire dans des conditionnements transparents de 300 à 495 g. Vous pourrez aussi y trouver un assortiment de fruits frais (melon, cantaloup, fraises et raisins) coupés et prêts à manger.
- Utilisez parfois le poulet déjà cuit pour vous dépanner. Retirez la peau, les os et le gras pendant qu'il est encore chaud.

Conservez la chair au frigo dans un récipient hermétique. Utilisez-la ensuite dans les sandwichs, les salades ou autres plats.

- Cuisinez des plats-plaisirs qui sont faciles à réchauffer : une sauce pour les pâtes, un pain de viande, un pâté chinois, un chili avec ou sans viande, un bœuf aux légumes, une casserole de lentilles, des potages, une soupe minestrone, des filets de poisson cuits au four ou encore une quiche aux légumes.
- Préparez du riz brun basmati et de l'orge mondé pour quelques soupers. Le riz brun exige normalement 45 minutes de cuisson et l'orge mondé environ 60 minutes. À la dernière minute, il ne vous restera qu'à réchauffer la quantité qui convient pendant 1 ou 2 minutes au micro-ondes.
- Préparez, au robot ou à la mandoline, une salade de chou vert ou rouge râpé (½ chou donne une très grande quantité de salade) pour un ou deux jours, ou encore achetez un sac de chou déjà râpé. Ajoutez de la vinaigrette et conservez au frigo. Contrairement à la salade de laitue, la salade de chou ne perd pas de sa saveur quand on la conserve dans la vinaigrette pendant quelques jours.
- À la dernière minute, réchauffez un plat déjà préparé, sortez quelques légumes et faites-les cuire à la vapeur ou au microondes, ou encore servez-le avec une salade. Le repas complet sera prêt à servir en moins d'une quarantaine de minutes.
- Le faitout peut aussi rendre service si la recette ne requiert que peu de préparation le matin, avant que vous partiez pour le travail.

J'aime les légumes, mais je n'ai pas le temps d'en préparer. Au Canada, 60 % des femmes ne réussissent pas à manger 5 portions de légumes et fruits par jour. Cette valeur est très similaire en France. Il n'est pas nécessaire d'avaler une montagne de brocoli ou de chou-fleur pour atteindre l'objectif santé. **Option santé** : le défi débute au moment des achats. Consultez la liste des **légumes** *prêts à manger ou presque* (p. 76) pour enrichir votre liste de marché. Une journée type peut mettre en vedette des mini-carottes ou une petite salade verte le midi, un jus de légumes avant le souper et quelques légumes moitié frais/moitié surgelés et cuits au wok avec le repas. Vous pouvez même acheter de la salade de chou ou de la salade de carottes râpées au rayon traiteur, car mieux vaut un compromis que rien du tout.

Je n'ai pas le temps d'essorer des salades en rentrant du travail. Lorsque toutes les minutes comptent, choisissez des salades prêtes à servir ainsi que certains légumes prêts à servir comme les champignons tranchés et lavés. Faites une vinaigrette à l'huile d'olive (voir p. 82) à l'avance et conservez-la au frigo. Sortez-la en rentrant du travail, car l'huile d'olive épaissit au frigo.

Plusieurs jolies salades se préparent en quelques minutes

- Pousses d'épinard et champignons tranchés.
- Cœur de romaine déchiqueté, tomates, raisins et oignon vert coupé finement.
- Endive nettoyée (non lavée) et effeuillée, demi-pomme coupée en morceaux et noix.
- Mini-roquette et oignon vert coupé finement.
- Mélange printanier composé de différentes salades.
- Cœur de romaine en lanières, quelques fines tranches de bulbe de fenouil et ciboulette coupée finement.
- Quelques feuilles de menthe poivrée découpées en fines lanières rehaussent la saveur d'une salade de verdures de tous les jours.
- Bébés épinards et quartiers de clémentine.

- Mélange de petites pousses et de quelques feuilles de laitue découpées en lanières.
- Fenouil tranché en fines lanières accompagné de rondelles d'orange et de canneberges séchées.

Quand je n'ai pas le temps de cuisiner un souper, je commande une pizza. C'est déjà mieux qu'un plat de frites arrosé d'une sauce au fromage..., mais c'est incomplet. De fait, une pizza équivaut à une grande tranche de pain garnie de légumes et saupoudrée de fromage. Il lui manque des protéines et des fibres. **Option santé** : vous pouvez parfois opter pour ce type de repas, alors commandez une pizza végétarienne pour avoir plus de légumes, mais oubliez les garnitures ultra-salées comme les pepperoni et compagnie. Si vous en avez la possibilité, préférez une croûte de blé entier. Ajoutez sur la pizza des petites crevettes, des palourdes égouttées, du fromage feta émietté ou encore de minces tranches de saucisses au tofu pour obtenir des protéines. Accompagnez-la d'une salade verte et d'un yogourt comme dessert. Le repas sera alors plus nourrissant et n'aura exigé que quelques minutes de préparation.

QUE PENSER DE LA RESTAURATION RAPIDE ?

La restauration rapide a d'abord bouleversé les habitudes alimentaires des Nord-Américains, puis celles du monde entier. Elle a fait l'objet de critiques sévères de la part des nutritionnistes à cause des excès de gras, de sucre et de sel que l'on trouve dans les aliments-vedettes et du manque de fibres alimentaires dans les menus proposés. Certains cafés tendance servis dans ce type de restaurant renferment jusqu'à 86 g de glucides, soit l'équivalent de 17 carrés de sucre... Il n'est donc pas étonnant d'entendre les experts associer ce type d'aliments à l'épidémie d'obésité qui sévit sur la planète. Plus grave encore, ce type de restauration a écorné le concept du vrai repas.

Toujours les mêmes aliments, servis sans couverts ou presque, avalés en trois minutes sur un siège inconfortable ou sur une banquette de voiture, cela ne correspond pas à un vrai repas. Je suis pour une cuisine vite préparée, mais je conteste le repas rapide qui n'est plus un vrai repas. Ce n'est pas le temps passé devant la cuisinière qui nourrit, mais celui que l'on prend pour savourer chaque bouchée. Le repas raconte des histoires, il faut prendre le temps de les écouter.

D'AUTRES IDÉES QUI DONNENT DU TEMPS

Toutes les femmes rêvent de bien manger sans avoir à passer des heures dans la cuisine… Je partage ce rêve et je souhaite profiter de tous les raccourcis culinaires possibles. Voici d'autres idées qui peuvent diminuer le temps de préparation, contribuer à l'équilibre nutritif du menu et augmenter le plaisir de déguster.

1. Choisissez les stars du marché pour femme pressée

On trouve de plus en plus d'aliments intéressants sur le plan nutritif qui dépannent aux heures critiques. Certains sont bios et bravo. D'autres n'ont pas été trop malmenés par l'industrie alimentaire. Certains sont prêts à manger, d'autres se préparent en 10 minutes ou moins. Ils sont parfois intéressants pour leur contenu en protéines, parfois pour leur contenu en vitamines, en minéraux et en fibres alimentaires. Leur contenu en sucre, en sel ou en gras trans demeure limité, mais rien n'est garanti. Les produits changent rapidement : 20 000 nouveaux produits ont fait leur apparition sur le marché en 2006… Mieux vaut vérifier le tableau de la valeur nutritive et la liste des ingrédients une fois de temps en temps.

Aliments riches en protéines prêts à manger ou presque :

- crevettes cuites, fraîches ou surgelées ;
- thon ou saumon en conserve ;
- poulet entier cuit ;
- fromages frais et fromages affinés ;
- yogourt et kéfir ;
- légumineuses en conserve (pois chiches et haricots rouges) ;
- salade de légumineuses en conserve ;
- tofu ferme ou soyeux ;
- mijotés de soja en sachets prêts à réchauffer ;
- lait et boisson de soja enrichis ;
- « jambon » de poulet ou dinde ;
- noix de soja grillées, amandes, noix et graines nature.

Aliments riches en protéines, qui se préparent en 10 minutes ou moins :

- blanc de poulet sans la peau, à griller ou à cuire à la vapeur (voir recette p. 95) ;
- filets de poisson frais (voir recette p. 86) ;
- filets de poisson cuits sous vide ;
- crevettes ou pétoncles surgelés ;
- bœuf maigre haché ;
- foie de veau tranché mince (voir recette p. 167) ;
- escalope de veau ;
- œufs : pochés, bouillis ou brouillés ;

Repas surgelés riches en protéines

Depuis 20 ans, la famille des repas surgelés a beaucoup évolué. Ils ne renferment pas toujours suffisamment de protéines et contiennent très souvent trop de sodium. Pour trouver les perles rares, il faut vérifier le tableau de la valeur nutritive et s'assurer qu'une portion renferme au moins de 15 à 20 g de protéines et un maximum d'environ 550 mg de sodium.

Plusieurs plats à base de poisson respectent ces critères.

Fruits prêts à manger ou presque :

- pomme de toutes les couleurs ;
- poire, pêche, nectarine, prune ou abricot ;
- ananas frais en morceaux prêts à manger ;
- clémentines et autres agrumes faciles à peler ;
- banane jaune ou rouge ;
- papaye, en acheter une moitié et la servir avec du jus de citron vert ;
- cantaloup, à couper en quartiers et à savourer tel quel ou arrosé d'un coulis de fruits ;
- mangue jaune Ataulfo ou rouge, à peler et à savourer nature ;
- melon d'eau ou melon miel ;
- kiwi et litchis, à peler et à savourer nature ;
- raisins blancs et noirs ;
- cerises à laver et à savourer ;
- petits fruits (fraises, framboises, myrtilles ou mûres) nature ou surgelés, sans sucre ;
- purées de fruits non sucrées, à servir comme dessert ;
- compote de pommes non sucrée, à saupoudrer de romarin frais haché ou de cannelle.

Légumes prêts à manger ou presque :

- tomates cerises, à rincer avant de consommer ;
- salades prêtes à servir (laitue romaine, roquette, chicorée, mâche, cresson ou mélange printanier), à servir nature ou avec une vinaigrette ;
- mini-carottes, à rincer avant de croquer ;

- haricots verts, jaunes ou pois mange-tout, à laver avant de déguster comme crudités ;
- champignons tranchés, déjà lavés et asséchés ;
- endives, en retirer les feuilles extérieures et les manger comme une pomme ;
- poivrons verts, rouges ou jaunes, à couper en morceaux ou en lamelles et à manger comme crudités ;
- salade de chou préparée, au rayon traiteur ;
- salade de carottes râpées, au rayon traiteur ;
- concombre, à laver, à peler ou non et à manger cru ou en salade ;
- fenouil, à laver et à couper en bâtonnets, à manger crus ou en salade ;
- radis, à rincer avant de les croquer ;
- radis noir ou radis chinois (blanc), à laver, à éplucher et à couper en bâtonnets, à manger comme crudités ;
- pousses d'épinard déjà lavées ;
- épinards frais, à laver et à manger crus dans une salade ou un sandwich ;
- épinards frais, feuilles de bettes à carde ou rapinis (de la famille des choux), à laver et à cuire à la vapeur moins de 5 minutes ;
- pois verts surgelés, à cuire quelques minutes dans très peu d'eau ;
- chou-fleur, brocoli ou chou romanesco, à laver et à couper en petits bouquets, à manger crus ou à cuire à la vapeur ;
- céleri-rave, à râper ;
- chou chinois à rincer et à cuire quelques minutes à la vapeur ;
- pousses de tout genre (soja, tournesol ou radis) ;
- les légumes surgelés sont d'excellents choix quand on manque de temps pour préparer et cuisiner les légumes frais.

Produits céréaliers prêts à manger :

- pains complets aux céréales (blé, seigle ou épeautre) ;
- pains pitas complets de blé ou tortillas de blé complet ;
- céréales prêtes à servir (blé filamenté, muesli ou flocons de son) ;
- germe de blé, à utiliser comme chapelure ou pour en saupoudrer le yogourt ;
- son de blé, à ajouter à des céréales ou à du riz pour obtenir plus de fibres.

Produits céréaliers qui se préparent en 10 minutes ou moins :

- pâtes intégrales de blé ;
- couscous complet de blé et boulgour ;
- flocons d'avoine et son d'avoine.

Des préparations prêtes à manger, qui donnent du ton sans alourdir et que vous pourrez utiliser comme sauces :

- tzatziki à base de yogourt et non de crème sure ;
- baba ghannouj, une crème d'aubergines ;
- houmous.

2. Gagnez du temps au marché d'alimentation

Vous êtes sûrement déjà allé au supermarché vers 17 h le vendredi ou vers 11 h le samedi : pénurie de paniers, attente au rayon poissonnerie ou boucherie, bousculade dans les allées, longues files à la caisse. Quelle perte de temps ! En faisant vos achats tôt le matin ou vers 19 h les jeudis et vendredis, ou encore le dimanche matin, il est possible de gagner une bonne heure.

Dans les grandes surfaces alimentaires, vous pouvez ménager des pas et gagner du temps en fonçant droit vers les allées réfrigérées qui présentent les aliments frais : fruits et légumes, poissons, viandes et produits laitiers. Évitez les allées remplies de biscuits et de boissons sucrées. Si vous faites les courses en compagnie d'un jeune enfant, donnez-lui un fruit frais ou des crudités au départ pour limiter ses demandes et les négociations interminables.

3. Déléguez une partie de la préparation

Une jeune femme épuisée par son travail et par un long trajet matin et soir m'a consultée pour rééquilibrer son menu. Après quelques mois de réajustements, elle a trouvé une solution pour mieux manger. Comme elle avait une amie qui était sans emploi et qui aimait cuisiner, elle lui avait confié le rôle de « traiteur ». L'entente était la suivante : elle lui fournissait ses meilleures recettes, lui remboursait le coût des aliments, passait une fois la semaine prendre ses plats préparés et lui offrait un cadeau quand l'occasion se présentait.

Dans certaines villes, ce type de service existe aussi sur une base commerciale. Vous fournissez recettes, ingrédients et plats de service, puis vous passez chercher les plats, et ce, pour moins cher que chez le traiteur.

Une mère de famille au travail a mis sa gardienne à contribution. Celle-ci cuisine des recettes faciles à préparer une ou deux fois par semaine, épluche régulièrement les légumes, lave les crudités et prépare la salade de fruits, allégeant la tâche de cette femme en fin de journée.

Une mère privilégiée a reçu, pour son anniversaire, un cadeau intéressant : sa fille de 12 ans lui préparerait un repas par semaine. Les seules conditions imposées par la cuisinière d'appoint : avoir carte blanche pour le menu et ne préparer ce repas que lorsque le réfrigérateur est bien garni. Cadeau exceptionnel qui pourrait inspirer d'autres enfants, des maris ou des amis.

Une de mes amies, elle, fait appel aux services d'une étudiante environ 5 heures par semaine. L'étudiante fait les courses et prépare trois ou quatre bons plats.

Autant de formules que de femmes débrouillardes.

4. Suscitez la participation...

Pourquoi la femme devrait-elle tout faire, et pourquoi lui serait-il interdit d'attirer des collaborateurs à l'heure des repas ou concernant les activités alimentaires ? Ce qui se fait en équipe prend moins de temps et fournit un excellent soutien moral. Avis aux enfants et aux partenaires !

Faire le marché avec une autre personne peut devenir un plaisir. Lorsque je quitte la maison avec mon mari et ma liste, j'ai l'impression de faire une sortie. J'ai du plaisir à discuter avec lui des beaux aliments et des trouvailles du jour.

La collaboration de dernière minute fait aussi gagner du temps. Au petit déjeuner, quelqu'un peut mettre la table et préparer les fruits, tandis qu'un autre prépare les céréales et le café. Au repas du soir, on peut déléguer la préparation de la salade et de la vinaigrette à un enfant ou au compagnon. À l'heure de la vaisselle, plusieurs paires de mains permettent d'en finir plus vite.

Les possibilités varient à l'infini, qu'il s'agisse de mettre la table, de trancher le pain, de râper les légumes ou de préparer quelques fruits. L'important, c'est de susciter la collaboration.

5. Préparez sauces et dips sans frontières

La sauce renouvelle la personnalité d'un plat. Les « dips », ces sauces dans lesquelles on trempe les aliments, ont fait une entrée fracassante dans nos vies, encourageant la consommation de crudités. Les suggestions qui suivent se préparent en quelques minutes.

Elles se conservent au frigo 4 à 5 jours. Adaptez les quantités aux besoins de la maisonnée.

Mayo sans mayo à saveur asiatique

Dans un petit bol, mélanger 30 ml (2 c. à soupe) de yogourt nature 2,5 % avec 30 ml (2 c. à soupe) de tahini ou beurre de sésame et 5 ml (1 c. à thé) de mirin ou vin de riz doux. Poivrer au goût. Servir avec un poisson poché, une volaille grillée ou comme dip avec des crudités.

Valeur nutritive pour 30 ml (2 c. à soupe) : 99 kcal, 3 g de protéines, 9 g de gras, 4 g de glucides, 1 g de fibres.

Sauce passe-partout

Mélanger 125 ml (½ tasse) de yogourt nature 2,5 %, 10 ml (2 c. à thé) de moutarde de Dijon et 5 ml (1 c. à thé) d'huile d'olive. Ajouter une pincée d'herbes de Provence, puis saler au goût. Servir avec des crevettes, du crabe, du poisson ou de la volaille.

Valeur nutritive pour 30 ml (2 c. à soupe) : 34 kcal, 2 g de protéines, 2 g de gras, 2 g de glucides.

Dip du Moyen-Orient

Mélanger 60 ml (¼ tasse) de fromage blanc maigre (Damablanc ou Quark) et 60 ml (¼ tasse) de baba ghannouj (purée d'aubergines du commerce). Poivrer généreusement et allonger d'un peu de jus de citron, si désiré. Servir avec des crudités ou du pain pita grillé.

Valeur nutritive pour 30 ml (2 c. à soupe) : 45 kcal, 2 g de protéines, 2 g de gras, 4 g de glucides, 1 g de fibres.

Dip au curry

Mélanger 30 ml (2 c. à soupe) de crème fraîche, 30 ml (2 c. à soupe) de yogourt nature 2,5 %, 5 ml (1 c. à thé) de vinaigre de riz,

5 ml (1 c. à thé) de miel, 2,5 ml (½ c. à thé) de curry, quelques gouttes de tabasco, puis saler, au goût. Servir avec des crudités ou une volaille grillée.

Valeur nutritive pour 30 ml (2 c. à soupe) : 37 kcal, 1,5 g de protéines, 3 g de gras, 1,5 g de glucides, 1 g de fibres.

Remplacer la mayonnaise du sandwich par un peu de houmous ou de baba ghannouj, c'est découvrir de nouveaux plaisirs et manger moins gras. Accompagner un légume vapeur ou un poisson de tzatziki à base de yogourt et non de crème, c'est aussi une savoureuse trouvaille.

Tableau 8
Mayonnaise et nouvelles sauces

Produits	Quantités	Calories	Gras	Fibres
Mayonnaise	2 c. à soupe (30 ml)	200	22 g	0 g
Mayonnaise légère	2 c. à soupe (30 ml)	100	10 g	0 g
Houmous	2 c. à soupe (30 ml)	70	5 g	2 g
Tzatziki à base de yogourt et non de crème	2 c. à soupe (30 ml)	40	4 g	0 g
Baba ghannouj	2 c. à soupe (30 ml)	70	5 g	2 g

Vinaigrette de tous les jours

Délayer 10 ml (2 c. à thé) de moutarde de Dijon dans 15 ml (1 c. à soupe) de vinaigre balsamique, puis y incorporer environ 30 ml (2 c. à soupe) d'huile d'olive extra-vierge. Mélanger à la fourchette et assaisonner si nécessaire.

Valeur nutritive pour 15 ml (1 c. à soupe) : 85 kcal, 9 g de gras.

6. Faites des réserves de produits maison pendant la belle saison

L'été, c'est la période par excellence pour faire provision de bons aliments pour l'hiver. Lorsque la saison des activités communautaires, sociales et artistiques repart de plus belle, ces provisions raccourcissent la préparation des repas. Et vous ne pourrez que vous en féliciter, car, certains soirs, le souper pourra se préparer en 20 minutes, plutôt qu'en une heure.

La congélation des primeurs non cuisinées comme les petits fruits (fraises, framboises ou myrtilles), les asperges, les tomates, les poireaux et les poivrons permet d'économiser. De plus, la congélation de plats cuisinés comme les soupes ou les sauces lorsque les fruits ou les légumes sont bien mûrs économise du temps. En congelant coulis de fraises, potage aux asperges, ratatouille, sauce tomate, sauce peperonata et sauce au pistou, dans des portions qui équivalent aux besoins d'un repas, vous épargnerez des heures de préparation pendant la saison froide. Quand je rentre du travail, je décongèle une ratatouille ou une sauce tomate au micro-ondes. Je les sers avec des pâtes fraîches ou des légumineuses cuites. Je peux leur ajouter un légume de saison, et le tour est joué ou presque.

Pour parfumer les plats d'hiver, conservez quelques fines herbes fraîches (thym, romarin, sarriette, origan, menthe poivrée). La méthode suivante donne de bons résultats : ficelez les fines herbes en bouquets, la tête en bas, puis recouvrez-les d'un cône de papier brun et suspendez-les au bord d'une fenêtre pour les faire sécher. Je conserve mes herbes de cette façon. Par la suite, je prélève les herbes séchées sur la branche au dernier moment. Le parfum persiste mieux de cette façon.

Préparez le célèbre pistou en utilisant de beaux bouquets de basilic frais qui embaument la maison entière pendant plusieurs heures. Cet assaisonnement du midi de la France transforme un plat quelconque en un mets délicieusement parfumé. Il ne faut pas confondre pistou et pesto, qui contient des pignons et du parmesan.

Pistou – environ 8 cubes

Au mixeur ou au robot culinaire, mélanger 500 ml (2 tasses) de basilic frais, lavé, séché et bien tassé avec 125 ml (½ tasse) d'huile d'olive extra-vierge et 3 gousses d'ail coupées en morceaux. Quand le mélange est onctueux, le verser dans des bacs à glaçons et congeler. Quand les cubes sont congelés, les mettre dans un sac à congélation et bien sceller. Variante : vous pouvez remplacer le basilic frais par la même quantité de roquette.

Pesto – environ 8 cubes

Utiliser les mêmes quantités de basilic, d'huile et d'ail, ajouter 15 ml (1 c. à soupe) de pignons grillés et 80 ml (1⁄3 tasse) de parmesan.

Ce travail peut aussi se faire en équipe. Je connais des femmes qui se regroupent à deux ou à trois pour faire ensemble sauces ou marinades. L'une d'entre elles fait les achats, l'autre fait provision de pots et de sacs de congélation et l'autre prête sa cuisine. Ensuite, elles coupent ensemble les fruits ou les légumes. Une fois la cuisson terminée, elles procèdent au partage. Collaboration qui ne se fait pas sans plaisir et qui fait gagner du temps à chaque participante.

7. Simplifiez les repas

Pour chaque recette, on peut trouver une méthode longue et une courte. J'opte d'emblée pour la version simplifiée, qui devient souvent une version santé. J'utilise presque tous les jours des appareils comme le robot culinaire, le mixeur et le four à micro-ondes. Je trouverais difficile de m'en passer. Parmi les raccourcis favoris de la maison :

Potage éclair – 2 portions

Dans une casserole, verser 375 ml (1½ tasse) de bouillon de poulet ou de bouillon de légumes. Ajouter 250 ml (1 tasse) de légumes coupés grossièrement (carotte, petit oignon, reste de brocoli et quelques feuilles de laitue fatiguée). Porter à ébullition et laisser cuire pendant 10 minutes ou jusqu'à ce que les légumes soient tendres. Verser le tout dans le mixeur. Bien mélanger. Ajouter une pincée d'herbes de Provence, un peu d'huile d'olive, quelques gouttes de jus de citron, du sel et du poivre, au goût. Réchauffer et servir. On peut préparer une plus grande quantité de ce potage et en congeler une partie.

Valeur nutritive pour 1 personne : 37 kcal, 1 g de protéines, 8 g de glucides, 3 g de fibres.

Potage minute aux épinards – 2 portions

Dans un mixeur, verser 250 ml (1 tasse) de bouillon de poulet ou de bouillon de légumes, 500 ml (2 tasses) d'épinards crus, lavés et bien tassés, 60 ml (¼ tasse) d'oignon grossièrement haché et ½ poire pelée et coupée. Saler et poivrer, au goût. Réduire en purée. Verser dans une casserole et réchauffer pendant quelques minutes seulement, pour conserver au potage sa superbe couleur verte. Servir dans un bol ou dans une tasse.

Valeur nutritive pour 1 personne : 75 kcal, 5 g de protéines, 13 g de glucides, 6 g de fibres.

Saumon minute au four – 2 portions

Préchauffer le four à 190 °C. Beurrer ou badigeonner d'huile d'olive un plat allant au four. Parsemer le fond du plat de ½ oignon vert finement coupé. Déposer dans le plat 2 filets de saumon, côté peau vers le bas. Parsemer le saumon de l'autre moitié de l'oignon vert finement coupé. Ajouter sur chaque filet une noisette de beurre, 2,5 ml (½ c. à thé) de cassonade, du sel et du poivre, au goût. Couvrir et cuire environ 20 minutes ou jusqu'à ce que le poisson soit rose opaque et qu'il se défasse facilement à la fourchette. Servir aussitôt.

Il est possible de multiplier cette recette par 4 ou par 6.

Valeur nutritive pour 1 personne : 263 kcal, 29 g de protéines, 15 g de gras, 1 g de glucides.

Filets de poisson blanc vite préparés – 4 portions

Préchauffer le four à 200 °C. Trancher 2 oignons en fines rondelles et les faire dorer dans un peu d'huile d'olive, jusqu'à ce qu'ils soient transparents. Les saupoudrer d'herbes de Provence. Badigeonner d'huile d'olive un plat allant au four. Y déposer de 4 à 6 filets de sole, de cabillaud ou de lieu (600 g au total). Couvrir les filets de rondelles d'oignon et de 125 ml (½ tasse) de chapelure ou de germe de blé. Cuire au four 12 à 15 minutes. Saupoudrer les filets de persil frais, haché ou d'une autre herbe fraîche et servir.

Valeur nutritive pour 1 personne : 241 kcal, 28 g de protéines, 11 g de gras, 7 g de glucides, 2 g de fibres.

Blanc de poulet et légumes en papillote – 4 portions

Préchauffer le four à 190 °C. Découper 4 grands rectangles de papier d'aluminium. Faire des juliennes de carottes, de courgettes et de poireaux. Sur la partie inférieure du papier, déposer ½ blanc de poulet, puis ajouter 125 ml (½ tasse) de julienne de légumes. Répéter l'opération en faisant 3 autres papillotes. Saler et poivrer. Replier le

papier d'aluminium et sceller le tout pour former une petite pochette. Cuire au four environ 20 minutes.

Valeur nutritive pour 1 personne : 208 kcal, 21 g de protéines, 7 g de gras, 15 g de glucides, 5 g de fibres.

QUELQUES IDÉES SIMPLES ET AMUSANTES AVEC DE BEAUX LÉGUMES

- Agrémentez le **sandwich au thon** d'un reste de salade de carottes râpées et servez-le sur un pain de seigle, pour faire différent.
- Enrobez de petites **fleurettes de chou-fleur** d'un mélange d'huile d'olive, de gousse d'ail écrasée et d'herbes de Provence. Étalez le tout sur un plat allant au four et faites cuire à 190 °C environ 30 minutes.
- Surprenez vos amis en leur servant une **entrée d'asperges** originale. Faites cuire de belles asperges fraîches et fines (de 6 à 8 par personne) quelques minutes seulement et servez-les sur des assiettes chaudes. Préparez une sauce en utilisant la même quantité de sauce soja légère (faible en sodium) et de vinaigre de riz – environ 30 ml (2 c. à soupe) de chaque par personne –, puis versez le tout dans un bol individuel. Donnez à chacun une petite quantité de graines de sésame grillées. Mangez avec les doigts en trempant les pointes d'asperge dans la sauce, puis roulez les asperges dans les graines de sésame et savourez. Répétez l'opération jusqu'à la dernière pointe d'asperge.
- Préparez des **légumes au four à la méditerranéenne** pour 4 personnes, en un temps record. Dans un grand bol, mettez 15 asperges lavées, 2 poivrons rouges coupés en lanières, 1 oignon rouge tranché, 1 courgette coupée en rondelles, 2 gousses d'ail hachées, 30 ml (2 c. à soupe) d'huile d'olive et

15 ml (1 c. à soupe) de pistou. Mélangez bien, puis étendez le tout sur une plaque à cuisson. Faites cuire au four à 180 °C environ 30 minutes ou jusqu'à ce que les légumes soient tendres. Variante : vous pouvez remplacer le mélange de légumes par des fleurettes de brocoli, des tronçons de patate douce, des champignons ou d'autres légumes.

- Préparez une **purée de céleri-rave** exceptionnelle. Pelez un céleri-rave, puis coupez-le en morceaux. Faites-le cuire à la vapeur ou dans un peu d'eau bouillante, jusqu'à ce qu'il soit tendre. Mettez-le dans un mixeur et réduisez-le en purée. Incorporez 45 ml (3 c. à soupe) d'un fromage de chèvre frais et poivrez. Mélangez et rectifiez l'assaisonnement, au besoin. Le fromage de chèvre remplace le beurre et le lait d'une purée plus classique et ajoute une saveur très intéressante.
- Préparez une **soupe froide de carottes à la marocaine**. Râpez finement 5 carottes (en utilisant le disque le plus fin du robot culinaire ou à la mandoline). Pressez 2 ou 3 oranges pour obtenir 250 ml (1 tasse) de jus frais. Mélangez les carottes râpées avec le jus d'orange. Ajoutez 5 ml (1 c. à thé) d'eau de fleur d'oranger, puis laissez macérer quelques heures au frigo. Servez dans de jolies coupes en verre avec une petite cuillère à café.
- Ma façon préférée de servir les **mini-choux chinois**, c'est de les cuire à la vapeur quelques minutes seulement. Conservez-les au chaud et servez-les avec une réduction de bouillon de poulet, de sauce soja légère (faible en sodium) et de mirin. Faites chauffer les trois liquides à feu vif quelques minutes pour en concentrer les parfums. Quand le liquide a réduit de moitié, versez-le sur les choux chinois.
- Faites cuire des **fleurettes de brocoli** dans un wok, dans un peu d'huile d'olive. Ajoutez quelques châtaignes d'eau coupées en deux et quelques gouttes de sauce soja légère (faible en sodium).

- Lavez des **épinards frais ou des rapinis**, égouttez-les et remplissez-en une casserole. Couvrez et faites cuire à feu vif, jusqu'à ce que le couvercle devienne chaud. Baissez le feu et faites chauffer encore quelques minutes, juste le temps qu'il faut pour que les épinards soient légèrement tendres. Égouttez-les et coupez-les, si désiré, puis arrosez-les d'un peu d'huile d'olive ou de vinaigre balsamique.
- Faites tremper des **champignons sauvages** séchés 15 minutes dans l'eau chaude. Égouttez-les, hachez-les finement et faites-les revenir dans un peu d'huile d'olive avec une échalote émincée. Ajoutez une bonne quantité de romarin frais haché et servez les champignons sur une pizza qui manque de garnitures, sur des œufs brouillés ou sur une sauce tomate qui accompagne des pâtes.
- Faites cuire une **courge musquée** coupée en deux 10 à 12 minutes au four micro-ondes et servez-la avec une noisette de beurre et du poivre fraîchement moulu. C'est un plaisir d'hiver à savourer avec une fricassée de poulet.
- Faites cuire une **courge spaghetti** au micro-ondes. Coupez la courge en deux dans le sens de la longueur, puis retirez-en les graines. Faites cuire 12 à 15 minutes ou jusqu'à ce que les filaments se détachent facilement à la fourchette. Laissez fondre une petite noisette de beurre et servez pour accompagner une viande ou une volaille grillée.
- Faites cuire des **petits pois** verts surgelés quelques minutes à la vapeur ou au four micro-ondes. Ajoutez-les à une salade tiède de poulet, de pétoncles ou de crevettes pour rehausser la saveur et la teneur en fer. Pour une purée extra vite faite, quand les pois sont cuits, passez-les au mixeur. Salez et poivrez. Garnissez de feuilles de menthe et de fromage blanc nature.

- Préparez un **coulis minute de poivrons rouges grillés** : au mixeur, mettez 60 ml (¼ tasse) de bouillon de poulet ou de bouillon de légumes, 1 poivron grillé du commerce, égoutté et rincé, et 1 petite gousse d'ail écrasée jusqu'à consistance lisse, puis mélangez le tout. Servez avec du poulet ou avec des fruits de mer grillés, ou mélangé à des pâtes fraîches.
- Agrémentez des **tranches de tomate** en les parsemant de ciboulette fraîche finement coupée ou de basilic frais, ciselé. Arrosez de vinaigre balsamique.
- Relevez la saveur d'un **potage de légumes maison** en y ajoutant un peu de jus de citron ou de vinaigre de vin. Quelques gouttes suffisent. Goûtez et rectifiez l'assaisonnement.

QUELQUES DESSERTS MINUTE AVEC LES FRUITS

Le fruit frais de saison demeure le roi des desserts minute.

- Servez de belles **fraises fraîches** dans une coupe, nappées d'un coulis de fraises ou d'une crème anglaise minute (voir recettes p. 91 et 92).
- Arrosez un quartier de **papaye** de jus de citron vert, puis dégustez au petit déjeuner ou au dessert.
- Servez des quartiers de **pomme** avec des noix.
- Arrosez un quartier de **cantaloup** d'un coulis de fraises ou de framboises.
- Ajoutez des morceaux de **poire** ou de pomme à un yogourt nature, puis saupoudrez d'amandes grillées.
- Préparez une **fondue minute** en faisant fondre du chocolat noir à 70 % avec un peu d'eau quelques minutes au micro-ondes. Garnissez une assiette de fruits frais coupés en morceaux (pomme, poire, raisins verts et rouges, cantaloup et

banane), puis trempez les morceaux de fruits dans le chocolat. La fête sera réussie.

- Pelez une **mangue** Ataulfo et coupez-la en fines tranches, puis savourez-la nature.
- Nappez quelques **figues fraîches** d'un nuage de yogourt à la vanille.
- Pelez une **pomme** et coupez-la en tranches, puis déposez-la dans un plat allant au four micro-ondes. Arrosez-la d'une cuillerée de jus de fruits (pomme et orange) et faites-la cuire quelques minutes pour l'attendrir. Servez-la avec une pincée d'amandes grillées ou hachées, ou avec un nuage de yogourt nature, ou encore avec un peu de romarin frais finement coupé.
- Préparez des **purées de fruits maison** au micro-ondes. Les duos rhubarbe et fraises ou pommes et prunes sont exquis.
- Prélevez des tranches pelées d'**orange** et de **pamplemousse**, puis arrosez-les d'un peu de vin rosé.

Coulis de fraises – 250 ml (1 tasse)

Au mixeur, mettre 250 ml (1 tasse) de fraises fraîches ou décongelées sans sucre, 15 ml (1 c. à soupe) de jus de citron et 15 ml (1 c. à soupe) de miel ou de sirop d'érable et mélanger jusqu'à consistance très lisse. Ajouter le coulis à un yogourt nature ou en napper les fruits frais du jour. Sinon, conserver le coulis au frigo jusqu'au moment de l'utilisation. Variante : remplacer les fraises par des framboises, des myrtilles, des pêches, des poires ou un autre beau fruit frais.

Valeur nutritive : 110 kcal, 1 g de protéines, 28 g de glucides, 3 g de fibres.

Crème anglaise minute – 250 ml (1 tasse)

Mélanger 125 ml (½ tasse) de yogourt nature avec 125 ml (½ tasse) de crème glacée à la vanille, ramollie au frigo pendant 1 à 2 heures. Ajouter 1 ml (¼ c. à thé) de vanille, si désiré. Pour surprendre les amis, ajouter de la vanille fraîche : fendre ½ gousse de vanille en deux dans le sens de la longueur, puis en gratter l'intérieur. Ajouter les graines à la sauce. Les graines de vanille ajoutent éclat et saveur. Servir sur des fruits frais ou sur des fruits pochés.

Valeur nutritive d'une portion de 60 ml (¼ tasse) : 69 kcal, 2 g de protéines, 4 g de gras, 6 g de glucides.

QUELQUES REPAS EXPRESS

Un repas qui se prépare en un clin d'œil n'élimine pas la nécessité de réunir tous les éléments d'un repas équilibré, soit un aliment riche en protéines, 2 légumes, 1 produit céréalier et 1 fruit frais. Voici quelques exemples de repas express qui respectent ce scénario.

Menu 1

Les soirs de réunion de parents, de concert ou de cours, lorsque toutes les secondes comptent, composez tout le menu d'aliments prêts à manger : aucune préparation n'est requise, si ce n'est de mélanger la salade avec une vinaigrette et de servir le tout dans une belle assiette.

1 jus de légumes
1 blanc de poulet cuit, sans la peau
250 ml (1 tasse) de salade jardinière et tomates cerises
1 tranche de pain complet
1 grappe de raisins ou 1 kiwi

(Valeur nutritive pour le repas : 300 kcal, 26 g de protéines, 5 g de gras, 29 g de glucides, 3 g de fibres.)

Menu 2

Les soirs où vous avez un peu plus de temps, utilisez des aliments qui se préparent en 10 minutes ou moins.

100 g env. de filet de poisson blanc cuit en papillote

45 ml (3 c. à soupe) de tzatziki à base de yogourt et non de crème

250 ml (1 tasse) de brocoli et mini-carottes vapeur

½ pita de blé entier

1 poire en quartiers

(Valeur nutritive pour le repas : 400 kcal, 36 g de protéines, 6 g de gras, 55 g de glucides, 10 g de fibres.)

Menu 3

Quelques crudités

Poisson et petits légumes à la vapeur de thym (recette ci-après)

45 ml (3 c. à soupe) de sauce passe-partout

1 papadum maison (tortilla de blé entier grillée)

Quelques clémentines

Poisson et petits légumes à la vapeur de thym – 2 portions

Verser 5 cm d'eau au fond d'une casserole pouvant recevoir un panier-vapeur. Ajouter quelques branches de thym frais et du sel. Couvrir et chauffer à feu moyen.

Huiler le panier-vapeur afin que le poisson n'y colle pas et déposer d'un côté 250 g de filet de saumon frais. Déposer les légumes de l'autre côté du panier-vapeur : 3 carottes pelées et coupées en bâtonnets de 10 cm et 1 petite courgette ou 4 pointes d'asperge

fraîches, coupées en bâtonnets de 10 cm. Lorsque l'eau bout, déposer la marguerite dans la casserole, couvrir et laisser cuire 5 à 7 minutes.

Après 5 minutes de cuisson, piquer le saumon à l'aide d'une fourchette pour vérifier que toute la chair est rose pâle. Si c'est le cas, retirer le poisson du feu. Sinon, poursuivre la cuisson jusqu'à ce que le poisson soit rose pâle. Pendant la cuisson du poisson, préparer la sauce passe-partout (voir recette p. 81). Réserver.

Préchauffer le four à 180 °C. Déposer 2 tortillas de blé entier sur une plaque antiadhésive. Les mettre au four quelques minutes jusqu'à ce qu'elles soient dorées et croustillantes, un peu des papadums sans gras. Servir les clémentines comme dessert.

Valeur nutritive pour un repas : 411 kcal, 31 g de protéines, 9 g de gras, 49 g de glucides, 9 g de fibres.

Menu 4

1 jus de légumes

Blanc de poulet grillé au pistou

125 ml (½ tasse) de couscous de blé complet aux herbes fraîches

250 ml (1 tasse) de salade de chou (du traiteur, au besoin)

2 tranches de cantaloup et 60 ml (¼ tasse) de coulis de fraises

Blanc de poulet grillé au pistou – 2 portions

Préchauffer le gril du four. Déposer 250 g de blanc de poulet désossé, sans la peau, dans une assiette allant au four. Tartiner les deux côtés de chaque morceau de 10 ml (2 c. à thé) de pistou (maison ou du commerce). Faire griller au four à 15 cm du gril, 5 à 6 minutes de chaque côté. Vérifier la cuisson en faisant une incision dans la partie la plus charnue du poulet. Quand la chair est blanche, la cuisson est terminée. Si la chair est rose, poursuivre la cuisson quelques minutes. À la sortie du four, trancher le poulet en aiguillettes.

Pendant la cuisson du poulet, verser dans un bol environ 180 ml (¾ tasse) de couscous et le couvrir de la même quantité d'eau bouillante. Couvrir et laisser reposer 5 minutes. Si désiré, hacher finement le persil et les fines herbes. Quand le couscous est bien gonflé, aérer les grains à l'aide d'une fourchette.

Servir le poulet avec le couscous et la salade de chou.

Couper le cantaloup en quartiers. Les déposer dans une assiette à dessert, napper chaque quartier de coulis de fraises (voir recette p. 91).

Valeur nutritive pour un repas : *374* ***kcal,*** *27* ***g de protéines,*** *11* ***g de gras,*** *44* ***g de glucides,*** *6* ***g de fibres.***

Si vous voulez obtenir d'autres idées de menus express, consultez *Menus Midi,* L. Desaulniers et L. Lambert-Lagacé, Les Éditions de l'Homme, 2005.

Chapitre 4

Les repas à l'extérieur

Les femmes mangent plus que jamais au restaurant ou à l'extérieur de chez elles. Que ce soit l'adolescente qui est abonnée au fast-food, la femme au travail qui apporte son repas du midi, la femme d'affaires qui est invitée ou tenue d'inviter, la mère de famille qui est en quête de détente ou la femme plus âgée qui veut changer d'air, la tendance augmente. De fait, les femmes mangent en moyenne un repas sur quatre à l'extérieur, ce qui constitue une augmentation de 66 % en 20 ans. Les femmes sans enfant y mangent plus souvent que les femmes qui ont de jeunes enfants. Certaines femmes ayant des carrières exigeantes y mangent deux fois par jour. Alors que les jeunes femmes de moins de 30 ans consomment moins d'aliments de restauration rapide que les hommes du même âge, 34 % d'entre elles en font usage. Ce pourcentage baisse à 9 % dans le cas des femmes âgées. De fait, seulement une femme âgée sur quatre consomme des aliments préparés à l'extérieur de la maison.

Cette multiplication des repas au restaurant ne fait pas le bonheur de toutes les femmes. Le plaisir de se faire servir s'estompe derrière la difficulté de trouver les bons aliments dans des portions raisonnables. Plus une femme mange au restaurant, plus elle se plaint de la qualité des repas offerts et des effets sur son tour de taille. Certaines recherches confirment l'effet engraissant des repas de restaurant.

Je me souviens d'une retraitée dans la jeune cinquantaine qui, mine de rien, avait pris 10 kg sans comprendre pourquoi. Quand elle s'est mise à penser à son nouvel horaire, elle a constaté qu'elle avait fréquenté le restaurant beaucoup plus souvent qu'avant. Déjeuner avant ou après le gymnase, rencontres avec des amies le soir, brunch, à l'occasion. Mais en développant de nouveaux réflexes au restaurant, il y a moyen de minimiser les dégâts.

Les soirs de fête ne nuisent pas nécessairement à l'équilibre alimentaire s'ils ne reviennent pas trop souvent. Par contre, les repas pris régulièrement au restaurant y nuisent à long terme. Est-ce parce que les menus de restaurant neutralisent nos bonnes intentions ? Peut-être, car, selon une étude menée aux États-Unis, les femmes avalent plus de calories et plus de gras les jours-restaurant que les jours-maison, qu'elles soient au régime ou mangeuses compulsives. Une autre étude a souligné que trois personnes sur cinq se soucient de la valeur nutritive de leur menu lorsqu'elles sont à la maison et seulement deux sur cinq s'en préoccupent lorsqu'elles sont au restaurant. Le restaurant peut devenir un piège !

Par ailleurs, les baby-boomers souhaitent qu'on leur offre des assiettes équilibrées contenant des protéines, des fibres et des légumes. Ces 45 ans et plus commandent deux fois plus de fruits et de légumes que les autres groupes d'âge et choisissent les fruits de mer plus souvent que le poulet et le bœuf. Les restaurateurs disent s'adapter ou répondre aux souhaits des consommateurs. Mais tant que les frites régneront dans l'assiette, que les légumes n'apparaîtront qu'en mini-portions et que les portions demeureront gargantuesques, il y aura place à amélioration.

Un sondage effectué auprès de restaurateurs du Canada fait la lumière sur les plats qui ont la cote en 2008 et donne un peu d'espoir.

Tableau 9
Les plats tendance au restaurant (2008)

Intéressants sur le plan nutritionnel	Moins intéressants sur le plan nutritionnel
Blanc de poulet grillé	Sandwich-déjeuner
Salade maison composée	Beignet et feuilleté, salés
Mini-burger	Pâtés (poulet et saumon)
Poisson blanc	Entrecôte
Pâtes complètes	Frites
Mini-dessert	
Boisson fouettée (smoothie)	

Depuis 20 ans, le chariot des desserts a cédé la place au bar à sushis, à des moments différents du repas, bien entendu, et les poissons prennent autant de place que le poulet. Les plats sans frontières se sont multipliés, population exige, puisqu'un citoyen canadien sur cinq n'est pas né au Canada. Il y a de belles découvertes et une foule de meilleurs choix à faire.

LES PIÈGES ET LES OPTIONS SANTÉ

De façon générale, le repas au restaurant est plus riche en gras, en glucides et en calories, mais moins riche en vitamines, en minéraux et en fibres que le repas préparé à la maison. Une femme avertie peut faire de meilleurs choix. Elle peut manger à sa faim sans nuire à son énergie et à son équilibre alimentaire.

Il faut admettre que certains restaurants présentent plus d'embûches que d'autres. La formule buffet-à-manger-à-volonté ne favorise pas le contrôle des portions, ce qui est à éviter lorsqu'on a l'estomac dans les talons. Les restaurants spécialisés dans les grillades peuvent dépasser largement les besoins en protéines et en gras des femmes. Les fritures n'offrent aucune option santé.

La restauration rapide. Les choix sont multiples : le classique hamburger, frites, format moyen, soda et chausson aux pommes renferment beaucoup trop de mauvais gras, de sucre et de calories. Par ailleurs, de nouvelles possibilités comme la salade de poulet à l'orientale et le parfait au yogourt et aux petits fruits conviennent mieux (voir tableau suivant). Les chiffres parlent. Le menu populaire apporte énormément de gras et de glucides pour 18 g de protéines, tandis que le menu option santé fournit plus de protéines et beaucoup moins de gras et de glucides. **Option santé** : encouragez les chaînes qui offrent de nouveaux menus plus sages comme le sandwich au poulet grillé, les jus de légumes et le yogourt comme dessert.

Tableau 10
La restauration minute

Menu populaire	Calories	Protéines	Glucides	Gras
Hamburger 100 g	250	12 g	32 g	8 g
Frites, format moyen	350	4 g	44 g	18 g
Soda 345 ml	150	0 g	39 g	0 g
Chausson aux pommes	270	2 g	34 g	14 g
Total	1020	18 g	149 g	40 g

Option santé				
Salade de poulet à l'orientale	210	24 g	21 g	3,5 g
Parfait au yogourt et aux petits fruits	180	6 g	36 g	2 g
Total	390	30 g	57 g	5,5 g

Source : *Site Web de McDonald's consulté le 27 février 2008.*

Les bars à café. Tout le monde sait qu'un café noir, sans lait ni sucre, ne renferme pas l'ombre d'une calorie. Mais tout le monde ne sait pas que les cafés à la mode ces temps-ci constituent un investissement calorique impressionnant. **Option santé** : un retour au café d'antan ou au simple espresso semble plus avantageux. Un latte au lait 1 % peut aussi devenir un choix plus sage.

Tableau 11
Cafés illimités

	Calories	Gras	Glucides
Café noir	0	0 g	0 g
Moccaccino et crème	400	22 g	42 g
Frappuccino fouetté	430	14 g	70 g
Café latte	220	11 g	18 g
Café latte glacé	150	4,5 g	12 g
Café au lait	130	7 g	9 g

Les salades à emporter. Elles séduisent les adeptes de salades et les obsédées de la minceur. L'analyse de 12 salades-repas choisies par des étudiantes d'une université américaine a révélé que la moitié de ces salades contenait près de 1000 calories et plus de gras que six des repas chauds servis à la même cafétéria. Les ingrédients responsables du désastre n'étaient pas les salades ni les crudités, mais tous les aliments ajoutés, comme les morceaux de bacon, les tranches de fromage et de charcuterie, les olives et la vinaigrette. **Option santé** : Vous devez mieux choisir votre salade.

- Accordez la priorité aux salades et aux autres crudités : tomates, radis et oignons verts.
- Si vous avez la possibilité de les composer, au self par exemple, ajoutez un œuf cuit dur et une boule de fromage type feta, ou des pois chiches ou des fèves rouges pour augmenter le contenu en protéines et en faire une salade-repas.
- Arrosez d'un peu d'huile et de vinaigre, plutôt que de submerger de sauce crémeuse.

Les grills. Ce type de restaurant attire les jeunes et les moins jeunes. Il offre plusieurs choix de repas. On y trouve la gamme de plats avec frites, fritures, pain blanc et sauces ainsi qu'une carte de pièges suprêmes, les desserts. Les protéines ne font jamais défaut, mais le contenu en gras et en glucides demeure souvent très élevé. **Option santé** : choisissez des menus moins riches en gras et en glucides comme les salades-repas, débordant de légumes et de viande blanche, de poulet sans la peau. Terminez le repas par de bons yogourts riches en calcium ou un fruit frais.

Le casse-croûte. Il y a des jours où la formule sandwich-café convient parfaitement. **Option santé** : demandez d'omettre le beurre ou la mayonnaise sur le pain, mais d'ajouter une tranche de fromage sur le mélange de thon, de saumon ou d'œufs pour améliorer le contenu en protéines lorsque la garniture est trop mince. Commencez le repas en ajoutant un petit bol de crudités, une petite salade verte ou un jus de légumes et terminez-le par un fruit frais comme dessert. Contrairement à certains pays où l'on peut aisément faire modifier un sandwich, le mieux en France est de le préparer chez soi, de bien l'envelopper et de le déguster au travail, pendant la pause.

Le restaurant végétarien. La formule semble un peu passée de mode en France. Elle peut laisser en panne d'énergie. Si on remplit l'assiette de petites salades de toutes les couleurs et de quelques légumes cuits, on manque de protéines, même si l'assiette déborde de fibres alimentaires et de vitamines. **Option santé** : pour obtenir suffisamment de protéines de bonne qualité, choisissez des plats végétariens à base de légumineuses, de lentilles ou de tofu. Oubliez les plats de seitan ou de pâtes, qui sont également pauvres en protéines. Bien entendu, les fromages frais, le yogourt et les boissons de soja complètent très bien ce genre de repas.

Le restaurant italien. La cuisine italienne a de quoi réjouir les cœurs les plus fragiles, puisqu'elle regorge de légumes, de fruits, de plats de légumineuses, de poissons, d'ail et d'huile d'olive, ingrédients clés du régime méditerranéen. Mais elle propose également des fritures, des portions importantes de pâtes parfois accompagnées de sauces crémeuses et des desserts débordant de fromages gras. **Option santé** : choisissez plutôt la soupe minestrone, les jolies salades de crudités, les demi-portions de pâtes sauce sans crème, la viande, le poisson, la volaille ou les fruits de mer grillés et les fruits frais en dessert. Le soir, accompagnez le tout d'un verre de vin, et c'est la fête.

Le restaurant chinois. La cuisine chinoise fait honneur aux beaux légumes, au tofu, au riz et aux aliments cuits vapeur comme les dim sum, mais elle accorde beaucoup trop d'importance aux fritures, qu'il s'agisse des rouleaux impériaux, du riz frit, des crevettes et des poissons panés et frits, dans lesquels on a ajouté du glutamate de sodium. **Option santé** : choisissez un rouleau printanier ou la soupe de raviolis chinois (won ton) pour commencer, puis un bol de riz vapeur pour accompagner une assiette de légumes mélangés et de tofu sauté (non frit), ou optez pour un plat de dim sum au poulet ou au poisson accompagné d'une assiette de légumes verts. Si vous n'êtes que 2 personnes, mieux vaut éviter de commander plusieurs plats principaux à partager, car les portions dépassent souvent la raison. Respectez votre appétit.

Le grand restaurant. La nappe blanche ne garantit pas l'équilibre du menu... Un repas gagnant le midi commence par une entrée de légumes (soupe ou salade), se poursuit par un poisson ou une volaille, pochés ou grillés, en brochette ou à la nage, accompagnés d'une belle portion de légumes, de riz ou d'une pomme de terre, et se termine par un bon café, le fruit frais ne figurant pas au menu la plupart du temps. Si les portions sont gargantuesques, la demi-portion demeure le choix à faire.

QUELQUES CONSEILS D'APPOINT

- Choisissez le plus souvent possible un restaurant qui offre des options santé : portions raisonnables, beau choix de légumes crus ou cuits, plats végétariens à l'occasion, différentes façons intéressantes d'apprêter les viandes et les poissons.
- Donnez la préférence à l'eau de source ou au jus de légumes comme apéro. Évitez le vin au repas du midi.
- Demandez la vinaigrette et la sauce à part.
- Ne boudez pas le pain, surtout s'il est complet ou aux céréales, mais oubliez de le tartiner de beurre. Les biscottes

peuvent remplacer le pain, mais elles apportent moins d'éléments nutritifs que ce dernier et les restaurants en proposent très rarement.

- Si l'appétit n'est pas au rendez-vous, choisissez deux entrées, plutôt qu'une entrée et un plat principal.
- Ne vous forcez jamais à terminer l'assiette.
- Finissez par un café (véritable ou décaféiné) ou par une infusion, mais évitez le thé qui nuit à l'absorption du fer, l'un des éléments nutritifs qui fait souvent défaut dans l'alimentation de la femme (voir chapitre 8, p. 157).

LES REPAS QU'ON APPORTE AU TRAVAIL

Beaucoup de femmes préfèrent apporter leur repas sur leur lieu de travail. Elles reconnaissent les avantages du repas maison : il est deux fois moins cher que le repas pris au restaurant, il est toujours prêt, il se transporte facilement de la salle de réunion au parc en fleurs, il se prête aux fantaisies du moment et respecte l'appétit du jour.

- Remplissez bien le frigo et les armoires pour avoir des aliments jusqu'à la fin de la semaine.
- Assemblez le repas à la dernière minute, à condition d'avoir les bons aliments à portée de la main.
- Donnez au contenu de votre déjeuner le statut de repas à part entière. Ne l'avalez jamais à toute vitesse en travaillant. Un repas trop vite expédié répond mal aux besoins du corps et de l'esprit !
- Changez de pièce à l'heure du repas afin de changer d'air par la même occasion. Servez les aliments sur un napperon de toile ou sur une serviette que vous rangerez ensuite dans un tiroir ou dans une armoire.

- Utilisez de vrais couverts et servez les aliments dans de véritables assiettes, même petites, plutôt que de manger dans du carton ou du plastique.
- Intégrez des saveurs nouvelles qui feront du repas routine un repas surprise.
- Planifiez un repas collectif par semaine : partagez les tâches et les coûts avec vos collègues : la première apporte les crudités, la deuxième se charge du plat principal, la troisième choisit les fruits ou le dessert. Ce scénario redonne une dimension sociale au repas…
- Composez une salade-repas, ajoutez-y un yogourt, un petit pain et une pomme.
- Allez marcher au grand air un bon quart d'heure avant de vous remettre au travail, cela facilitera votre digestion.

LES ALIMENTS CLÉS FACILES À PRÉPARER OU PRÊTS À MANGER

- Parmi les produits laitiers : yogourts en petits formats, portions individuelles de fromage, berlingots de lait ou encore yogourt ou lait réparti par vos soins dans des récipients réutilisables.
- Parmi les produits céréaliers : petits pains aux céréales conservés au congélateur jusqu'au dernier moment. Petits pains complets, pain d'avoine ou de seigle foncé, pain pita de blé complet.
- Parmi les viandes et substituts, pourquoi se limiter au jambon ? Vous pouvez utiliser du poulet déjà cuit, du saumon ou du thon en conserve, des œufs, des filets de poisson frais cuits ou marinés, du crabe surgelé ou en conserve, des crevettes fraîches, surgelées ou en conserve, des œufs, des pois chiches ou des haricots rouges en conserve, ou des noix.

- Parmi les fruits : pommes, poires, pêches, raisins frais, oranges, mandarines et clémentines, ce sont ceux qui se transportent le mieux. Ou encore récipients individuels de compotes de fruits non sucrées.
- Parmi les légumes : quelques belles feuilles d'épinard frais qui remplaceront avantageusement la feuille de laitue anémique, germes de luzerne, roquette, cresson et quelques endives. Achetez des jus de tomate ou des V8 en petits formats et un peu plus de crudités que d'habitude. Choisissez de superbes poivrons verts ou rouges qui se croquent comme des pommes. Pensez aux tomates cerises qui sont faciles à transporter.
- Parmi les petites fantaisies à manger après le repas ou dans les moments creux : amandes, noisettes, graines de tournesol, dattes, figues et abricots séchés.

DE BEAUX RESTES...

Vous pouvez facilement donner aux restes un nouveau rôle. Il suffit de cuisiner une fois et de servir deux fois ! C'est une simple habitude à prendre. Cela consiste à préparer 1 ou 2 portions supplémentaires au repas du soir afin d'obtenir la matière première pour le déjeuner du lendemain ou du surlendemain, ou encore congelez les restes en portions individuelles pour dépanner, au besoin :

- des restes de viande ou de volaille cuites peuvent être intégrés tels quels à une salade, à une soupe-repas ou à une garniture de sandwich ;
- des restes de poisson cuit liés à une mayonnaise minceur accompagnés d'un oignon vert émincé, de lamelles de poivron et de quelques quartiers de tomate constituent une salade amusante ;
- des restes de légumes cuits (brocoli, chou-fleur, haricots verts, carottes, courgettes et pois mange-tout) se mélangent

agréablement à des légumes crus comme les poivrons, le céleri et les oignons verts. Le tout constitue une superbe salade panachée ;

- les restes de ratatouille peuvent se manger froids ou se mélanger à des restes de pâtes, cela permet d'obtenir une salade d'accompagnement plus consistante ;
- une vinaigrette maison préparée en plus grande quantité se transporte très bien dans une bouteille à épices ;
- des restes de pâtes cuites font une excellente base de salade, liés à une vinaigrette, auxquels on ajoute des légumes cuits ou crus, sans oublier 100 g de volaille ou de crustacés ou 250 ml (1 tasse) de pois chiches ;
- des restes de riz brun ou d'orge mondé cuits, arrosés d'une vinaigrette et auxquels on ajoute une bonne quantité de persil finement haché, d'oignons verts, de thym et de morceaux de poivron accompagnent bien une viande froide ou un bout de fromage ;
- des restes de salade verte essorée se glissent facilement dans un petit sac hermétique en plastique. Il ne reste qu'à y ajouter la vinaigrette le lendemain midi ;
- les restes d'une gelée de fruits préparée la veille ;
- les restes de salade de fruits font peau neuve lorsqu'on y ajoute une pomme coupée en morceaux et quelques noix ;
- des restes de compote de pommes mélangée à une égale quantité de yogourt nature et parsemés de quelques raisins secs font un succulent dessert.

Un déjeuner équilibré renferme différents aliments qui sauront fournir des éléments nutritifs complémentaires. Un menu composé d'une soupe de légumes, de crudités, d'une salade verte et d'un fruit n'est pas équilibré. Même s'il contient quatre plats différents, ceux-ci fournissent peu de protéines et ne vous soutiendront pas pendant plusieurs heures.

Tableau 12
Un déjeuner équilibré contient...

- Au moins un légume et au moins un fruit.
- Au moins un produit céréalier complet : pain complet de blé, riz brun, orge mondé.
- Une portion de viande, de poulet, de poisson, de tofu ou de légumineuses cuites.
- Un produit laitier : berlingot de lait, yogourt ou fromage, comme dessert ou comme collation.

Exemple de repas

Jus de légumes

Crevettes nordiques sur lit de roquette, sauce passe-partout (voir recette p. 81)

Pain complet aux graines de lin

Poire

Yogourt nature ou à la vanille, comme collation

DES COLLATIONS QUI RAPPORTENT

Pendant les heures creuses, quand les réunions s'étirent et que le repas se fait attendre... n'hésitez pas à grignoter un bon aliment. Le corps réagit mieux aux collations qu'au jeûne prolongé et, contrairement à la croyance populaire, il ne se fatigue pas à manger souvent.

- Les recherches faites auprès de personnes qui veulent perdre du poids ont démontré que les calories qui sont réparties sur plusieurs repas brûlent plus efficacement que lorsqu'elles sont prises en un ou deux repas par jour.

- Le calcium des aliments est mieux absorbé lorsqu'il est pris en petites doses, que ce soit sous forme d'aliments ou de suppléments.

Les collations qui rapportent des dividendes sont celles qui fournissent des protéines, des vitamines et des minéraux dans chaque bouchée. Si on les apporte de la maison, on gagne sur tous les fronts : qualité supérieure et coût inférieur. Sinon, les distributeurs peuvent dépanner. Mieux vaut grignoter que jeûner… encore faut-il grignoter des aliments intéressants.

Tableau 13
Des collations intéressantes

Graines de tournesol	Morceau de fromage accompagné de crackers
Noix mélangées	Petit yogourt nature
Fruit frais	ou aux fruits
Jus de légumes	Berlingot de boisson de soJa
Berlingot de lait	Graines de soja grillées
Amandes ou autres noix nature	Pois chiches grillés

LA FEMME QUI VOYAGE

La femme d'affaires voyage autant que l'homme d'affaires, ce qui reflète une progression fulgurante depuis 20 ans. Aux États-Unis, 32 millions de femmes voyagent seules à travers le pays et dépensent 175 milliards de dollars par année. Les hôteliers, les restaurateurs et les agences de voyages ajustent leur tir pour répondre à ce phénomène. Désormais, il leur faut répondre aux exigences de sécurité et de confort de cette clientèle. En France, on met la touche finale à une Charte d'accueil du Voyage au féminin et à un Guide des hôtels *women friendly* [www.femmesdutourisme.org].

Des menus adaptés font partie des points à élaborer, car la femme d'affaires ne peut négliger son alimentation si elle veut conserver son dynamisme et son énergie.

Pas question d'alourdir l'horaire de voyage par une série de règles fixes, mais plutôt d'adopter des habitudes alimentaires qui feront la différence entre arriver pimpante et devoir se reposer après chaque déplacement.

Lors de nombreux déplacements au Canada et aux États-Unis, j'ai réfléchi à la question. Voici donc quelques règles d'or qui m'ont permis de fonctionner d'une manière maximale :

1. Ne sautez jamais un repas. Levez-vous plus tôt s'il le faut, écourtez une réunion ou une réception, plutôt que de négliger votre meilleur carburant. Chaque repas fournit une occasion de détente, permet de rassembler son énergie et de faire le plein dans tous les sens du terme.
2. Oubliez le verre de vin ou d'alcool, car rien ne fatigue autant. De nombreuses femmes ont du mal à supporter l'alcool en temps normal. Si elles veulent gérer le stress du voyage, elles ne peuvent se permettre une source de fatigue additionnelle et doivent pratiquement oublier l'alcool.
3. Donnez la priorité aux meilleurs aliments, quel que soit le menu ou le restaurant. Mangez chaque jour :

   • au moins 175 g de yogourt et 45 g de fromage ou buvez un berlingot de lait ;

   • au moins un bol de céréales complètes et quelques tranches de pain complet de blé ;

   • 2 petites portions de 90 g de viande, de poisson ou de poulet grillés ;

   • au moins ½ pamplemousse, une orange ou une pomme, une soupe aux légumes, une salade verte et une portion de légumes cuits (la variété n'est limitée qu'en fonction des possibilités de l'environnement).

Si le voyage s'effectue dans un pays qui ne sert que du pain blanc ou dans lequel la consommation de crudités n'est pas recommandée, apportez dans votre valise un ou deux petits sacs en plastique à fermeture hermétique remplis de son de blé naturel. Mettez-en environ 30 ml (2 c. à soupe) par jour dans un bol de céréales ou dans un yogourt, pour compenser le manque de fibres alimentaires.

Les aliments suggérés sont faciles à trouver et fournissent une quantité adéquate d'éléments nutritifs.

Tableau 14
Exemple de menus de voyage

- ½ pamplemousse, 1 céréale complète et 1 yogourt.
- 1 salade verte, 1 sandwich au poulet sur pain complet, 1 orange ou 1 pomme.
- 1 jus de tomate ou 1 soupe aux légumes, 1 filet de poisson grillé, 1 pomme de terre bouillie, du brocoli et du pain complet.
- 1 petit yogourt ou 1 verre de lait au coucher ou comme collation.

LE MENU ANTI-DÉCALAGE HORAIRE

Vous sentez-vous vidée après un long vol vers l'ouest ou vers l'est ? Connaissez-vous la frustration d'arriver à Paris ou à Vancouver et d'être affamée trois heures avant ou, au contraire, de n'avoir aucun appétit à l'heure des repas ? Avez-vous déjà rêvé d'arriver mieux synchronisée à destination ?

Le Dr Charles Ehret de l'Illinois le souhaitait également lorsqu'il a élaboré, il y a plusieurs années, un menu anti-décalage horaire. J'ai eu l'occasion d'en vérifier l'efficacité à maintes reprises et je le conseille encore à toutes les femmes qui ne veulent pas perdre un temps précieux, que ce soit en voyage d'affaires ou pour l'agrément.

Le protocole est simple :

1. Déterminez le jour et l'heure du petit-déjeuner du lieu de destination et commencez la démarche quatre jours avant cette heure. (Pour un départ vers la France un samedi soir, commencez la démarche le mercredi matin, soit quatre jours avant le petit déjeuner à Paris, dimanche matin, 8 h.)
2. Appelez la compagnie aérienne et réservez des repas lacto-végétariens pour toute la durée du vol. Avant le départ, assurez-vous, au comptoir des billets, que cette commande a bien été enregistrée.
3. Pendant les quatre jours qui précèdent le vol, alternez entre un jour faste et un jour de jeûne. Le jour du départ doit toujours coïncider avec le jour de jeûne (voir tableau page suivante).
4. Les jours fastes, mangez un petit déjeuner et un repas du midi riches en protéines. Le soir, prenez un repas riche en féculents.
5. Les jours de jeûne, mangez beaucoup de légumes et de fruits, une petite quantité de produits céréaliers à chaque repas et le moins de gras possible (pas de beurre sur le pain et peu de vinaigrette dans la salade).
6. Pendant le vol, buvez beaucoup d'eau, de jus de fruits ou de légumes. Évitez le vrai café au repas du soir et évitez tout

alcool. Le vin ou l'alcool bu à une altitude de 8 000 mètres déshydrate et fatigue trois fois plus qu'au sol.

7. Tentez de dormir jusqu'à l'heure du petit déjeuner du lieu de destination, puis mangez un repas riche en protéines. Demandez 1 ou 2 yogourts ou du fromage, s'il n'y a que du pain et de la confiture. Ne dormez pas après le petit déjeuner. Restez éveillée jusqu'à destination. Une fois arrivée, mangez aux heures du pays où vous vous trouvez maintenant. Ne vous couchez pas avant d'avoir mangé le repas du soir. Une sieste avant le repas pourrait tout gâcher.

Tableau 15
Protocole anti-décalage horaire

Jours fastes (jours 1 et 3)
Le matin Fruit, œuf poché ou fromage et pain ou fruit, céréales, noix hachées et lait. **Le midi** Salade verte, poulet grillé, pain et fruit ou jus de légumes, poisson poché, riz et fruit. **Le soir** Salade verte, pâtes et sauce tomate, dessert ou crudités, riz pilaf aux légumes, pain et dessert.
Jours de jeûne (jours 2 et 4)
Le matin Plusieurs fruits frais et céréales complètes avec lait **Le midi et le soir** Salade verte, assiette de légumes chauds, pain et fruit ou crudités, potage de légumes, pain et fruit.

Si le protocole des 4 jours vous semble difficile à suivre, conservez l'essentiel de la démarche pendant le vol : repas lacto-végétariens, consommation abondante d'eau ou de jus et abstention d'alcool.

Chapitre 5

La solitude

La solitude prend de l'importance dans notre société. Au Canada, il y a trois fois plus de personnes qui vivent seules que de familles de cinq personnes selon les recensements de 2001 et 2006. Chez les jeunes, une femme sur deux de 20 à 29 ans est célibataire, comparativement à trois sur dix, il y a 20 ans. Pendant cette période, le pourcentage des personnes de 30 à 54 ans qui vivent seules a plus que doublé. La proportion de femmes âgées qui vivent seules a également augmenté. Elle s'élève à une femme sur trois dans le groupe des 65 à 74 ans et à une femme sur deux des 75 ans et plus.

En France, on compte 18 millions de personnes (de plus de 18 ans) non mariées, soit 15 millions de « vrais » célibataires, c'est-à-dire ne vivant pas en couple, dont plus de 50 % de femmes. Ces chiffres correspondent à une augmentation de 30 % en dix ans. Le célibat est surtout représenté dans les grandes villes. Ainsi, un Parisien sur deux vit seul.

Or, on rencontre deux types de femmes seules : celle qui a choisi de vivre seule, et celle qui subit la solitude à la suite d'une séparation, d'un divorce ou d'un décès. Moins la solitude est acceptée, plus elle entraîne d'effets secondaires. Et parmi les effets secondaires les plus nuisibles à la santé, il y a le bouleversement des habitudes alimentaires. Il semble plus difficile de manger seule que de vivre seule !

Certaines femmes seules oublient de faire le marché, perdent le goût de cuisiner et gaspillent de bons aliments achetés sous l'impulsion du moment, faute d'appétit lorsque vient le temps de les préparer. D'autres femmes comblent le vide en dévorant amuse-bouches salés ou sucreries. Pas surprenant que la valeur nutritionnelle de leur menu ne soit pas toujours au rendez-vous. Enfin, certaines d'entre elles perdent carrément l'appétit, quand ce n'est pas le goût de vivre. Le repas étant un événement social, ces femmes n'arrivent plus à séparer l'aspect nourriture de l'aspect partage, quel que soit leur âge.

Il arrive que la jeune femme qui est habituée à partager ses repas en famille perde le plaisir de se nourrir lorsqu'elle quitte la maison familiale et qu'elle se retrouve seule devant son assiette.

La femme plus âgée, qui a vécu toute sa vie en fonction des autres, qui a été responsable de la santé et du menu des autres, n'a parfois plus envie de cuisiner quand elle n'a plus ni mari ni enfant à nourrir.

La grand-maman qui vit seule dans un petit appartement ne dispose plus de l'espace nécessaire pour y partager un repas avec ses enfants et ses petits-enfants.

Certaines femmes qui ont appris à vivre seules et qui n'ont pas perdu le goût de manger m'ont aidée à concevoir des stratégies alimentaires qui touchent autant l'ambiance du repas que le contenu de l'assiette. Ces femmes ont cultivé, à leur façon, une bonne relation avec la nourriture.

UNE LIBERTÉ ENVIÉE

La femme seule oublie parfois les bénéfices qui accompagnent son statut.

Elle a une liberté que lui envient certaines mères de famille, qui sont aux prises avec un ou des affamés tous les soirs, au retour du travail.

Elle peut déplacer l'heure du repas sans faire de réunion au sommet et remplacer un repas par une collation nutritive sans susciter de commentaires. Elle peut oublier de rentrer à la maison sans subir d'interrogatoire.

La femme seule a le loisir de pratiquer une activité physique à l'heure qui lui convient. Elle peut manger lentement ce qui lui plaît, quand ça lui plaît, et comme ça lui plaît.

UN ENDROIT FAVORABLE

Certaines femmes seules cultivent le rite du repas à table et préfèrent manger calmement, sans bruit et sans télévision. D'autres optent pour un coin confortable du salon, pour une petite table pliante ou pour un plateau dans la chambre à coucher afin de ne pas se trouver devant la table et les chaises vides. D'autres encore coordonnent l'heure du repas avec une émission de radio ou de télé. Elles choisissent ce type de communication de préférence au silence.

Les règles qui prévalent pour le repas de famille ne s'appliquent plus à la femme seule. Un décor qui plaît peut stimuler l'appétit et ajouter du plaisir à la valeur nutritive du menu.

DU PLAISIR AU MENU

La femme qui a toujours fait plaisir aux autres oublie souvent de penser à elle. Elle a entouré ses amis ou son conjoint de mille attentions, mais elle a négligé ses propres envies, repas après repas. Voici quelques résolutions à prendre pour remettre le plaisir à votre menu :

- Servez-vous un repas avec autant de soin que si vous receviez une bonne amie.
- Prenez le temps de vous asseoir et de savourer, même s'il ne s'agit que d'un fromage, de quelques tranches de pain et de crudités.
- Mangez en compagnie d'un oiseau en cage, d'une jolie plante, de quelques fleurs ou d'une œuvre musicale que vous aimez.
- Allumez une ou deux bougies pour donner un air de fête à certains repas du soir.
- Achetez un aliment que vous aimez vraiment : un homard frais, du saumon fumé, un filet de truite, un filet mignon, un bon pâté peu gras, un artichaut, une endive, un sorbet ou votre crème glacée favorite.
- Ouvrez une demi-bouteille de vin, à l'occasion, afin d'ajouter un plaisir au repas.

Pourquoi attendre d'avoir de la visite pour manger à une jolie table ? Même si la compagnie est absente, les yeux prennent plaisir à regarder une table bien mise.

Le plaisir demeure un ingrédient essentiel à la santé et à l'équilibre du menu.

QUELQUES RAPPELS OBLIGÉS

Je connais une femme très concernée par la santé qui apprécie le chou frisé, la bette à carde, la courge musquée et le chou-fleur, et il lui arrive de manger le même légume plus d'une fois par semaine, ce qui n'est pas grave en soi lorsqu'il s'agit d'excellents légumes. D'une semaine à l'autre, elle change de légume-vedette et fuit la monotonie, tout en conservant des choix très nutritifs. Une autre jeune femme qui vit seule utilise les mêmes stratégies que les femmes pressées (chapitre 3, p. 61) ; le week-end, elle cuisine de bonnes quantités de plats-plaisirs (bœuf aux légumes, chili ou sauce pour les pâtes), puis elle en congèle une partie dans des récipients qui peuvent nourrir 2 personnes. Elle mange le même plat plus d'une fois dans la semaine, mais elle ne dépasse jamais deux fois, car elle risquerait de perdre et le plaisir et l'appétit.

LA SOLITUDE TROMPÉE

Plus une femme invite, plus elle est invitée. Mais attention… pour profiter du système d'échange, elle doit apprendre à simplifier sa façon de recevoir. Cela vaut pour toutes les femmes, mais c'est particulièrement vrai pour la femme seule qui manque de compagnie, mais qui peut parfois aussi manquer de courage.

Simplifier sa façon de recevoir veut dire oublier les recettes compliquées, la table aux multiples couverts et la maison impeccable.

Simplifier veut aussi dire ne penser qu'à la dimension du partage. C'est inviter à la dernière minute parce qu'on a envie de manger avec quelqu'un et non parce qu'on a envie de cuisiner ! Les quelques menus qui suivent illustrent un peu cette démarche.

Le plaisir de recevoir n'exige aucune habileté culinaire. Un peu d'initiative suffit. On invite la voisine ou le voisin, la compagne de travail ou toute personne que l'on aime bien. Moins on complique le protocole, moins on hésite à recevoir et plus souvent on trompe la solitude.

Et lorsqu'on se sent en grande forme pour cuisiner, on y va gaiement. On va même jusqu'à préparer une plus grande quantité de chili con carne, de bœuf aux carottes, de lentilles cuisinées, de poulet en sauce ou de lasagne. On congèle le surplus en portions individuelles, et l'on aura par la suite quelques bons repas vite réchauffés.

Tableau 16
Menus pour recevoir simplement

Menu toutes saisons 1	Menu d'hiver
• Poulet prêt à manger • Belle salade • Petits pains chauds • Le plus beau fruit frais du marché	• Quiche aux légumes • Quelques poivrons rouges coupés en rondelles, arrosés de vinaigrette • Pain pita de blé complet grillé • Compote de pommes parfumée à la cannelle ou au romarin
Menu toutes saisons 2	**Menu d'été**
• Potage de légumes, maison ou du commerce • Un ou deux bons fromages • Pain aux céréales complètes • Quelques grappes de raisins	• Filet de saumon servi tiède, sauce maison • Quelques tomates parsemées de ciboulette • Pain complet aux graines de lin • Portion de cantaloup et glace aux fraises

LE REPAS CUISINÉ POUR D'AUTRES

J'ai rencontré une femme qui vit seule et qui aime cuisiner, mais qui n'aime vraiment pas manger seule. Elle a une amie monoparentale, qui n'aime pas cuisiner et qui a de jeunes enfants. Quelques soirs par semaine, la première fait les achats pour le repas et elle cuisine chez son amie pendant que celle-ci aide les enfants à faire leurs devoirs. Lorsque les devoirs sont terminés, les deux amies savourent ensemble un bon repas. La solitude disparaît.

LA FORMULE DESCHÊSNE

Une grand-maman m'a fait part de sa façon de recevoir dignement sa marmaille, malgré l'exiguïté de son appartement. J'ai trouvé la formule tellement intéressante que je lui ai donné son nom.

Grand-maman Deschêsne organise des dîners chez ses enfants, qui sont devenus parents. Elle convient du jour, fait le marché, cuisine certains plats chez elle, achète un bon vin et apporte le tout chez ses enfants. Elle arrive vers 17 h, termine la préparation sur place et profite de la présence des tout-petits, qui sont meilleurs mangeurs et moins turbulents quand ils sont dans leur propre décor. Tout le monde mange avec plaisir autour de la table. Quand vient l'heure du bain et du dodo, la grand-maman rassemble ses affaires et retrouve ensuite la quiétude de son appartement.

LE REPAS PRÉPARÉ PAR D'AUTRES

Il y a des plats qu'on a le goût de manger, mais qu'on n'a pas toujours envie de cuisiner lorsqu'on est seule. Que ce soit la coquille de fruits de mer, une brochette d'agneau, du foie, des pâtes accompagnées d'une sauce un peu raffinée, des lasagnes, un plat végétarien savoureux, mais compliqué, une salade composée, des crêpes farcies…

Si vous voulez vous faire plaisir et répondre à cette faim particulière :

- Choisissez un restaurant qui prépare bien le plat souhaité. Apportez un journal, un magazine ou un livre pour occuper vos yeux et votre esprit.
- Invitez une amie à partager un repas au restaurant. Souvent, un plat principal suffit pour deux femmes âgées. Chacune peut

prendre une soupe ou une salade et un petit dessert (l'investissement est alors limité).

- Tentez votre chance au rayon des aliments cuisinés de certains marchés, des grandes surfaces ou du traiteur du coin. Les plats intéressants sont de plus en plus nombreux.
- Proposez à une amie ou à un parent, qui apprécie également le plat que vous aimez, de préparer ce plat en plus grande quantité et d'en congeler une portion. Vous en prendrez livraison lorsque vous lui rendrez visite.

UN MARCHÉ POUR FEMME SEULE

Faire son marché juste avant l'heure d'un repas stimule l'appétit et favorise les bons achats. Il n'y a pas de formule magique pour toutes les femmes, mais une liste d'idées peut inspirer. L'achat de petites portions et de produits surgelés limite les restes et le gaspillage. Voici quelques suggestions :

a) Quelques petites portions :

- jus de légumes en contenants de 200 ml ;
- thon en conserve en boîte de 85 g ;
- saumon en conserve en boîte de 106 g ;
- filets de maquereau à l'huile d'olive en conserve de 120 g ;
- salade de légumineuses avec vinaigrette en boîte pour une personne ;
- soupe de légumes en conserve prête à servir, en volume de 500 ml ;
- sauce fraîche pour les pâtes, 300 ml ;
- vinaigrette en sachet portion d'une personne ;
- blanc de poulet frais, dont il convient d'enlever la peau ;
- petit pot de houmous en format de 260 g ;
- yogourt ;

- fromage en portions individuelles préemballées ;
- sachet de légumes frais, variés, précoupés ;
- salade de fruits frais, variés, prêts à manger, en différentes portions ;
- compote de fruits en portions individuelles ;
- environ 120 g d'abats, de viande rouge et de poulet pour une portion ;
- environ 150 g de poisson ou de fruits de mer pour une portion.

(Dans le cas de la viande et du poisson, demandez à votre boucher ou à votre poissonnier de préparer les portions individuelles.)

b) Quelques produits surgelés :

- légumes surgelés : brocoli, chou-fleur, épinards, maïs en grains, mélanges méditerranéen ou asiatique en petites portions si possible bien qu'on puisse les conserver au congélateur ;
- repas surgelés (bien lire les tableaux de la valeur nutritive) ;
- petits fruits surgelés sans sucre en portions modestes ;
- filets de poisson surgelés en portions individuelles ;
- crevettes ou pétoncles surgelés en petits sacs (n'utilisez que la quantité désirée et remettez le reste au congélateur).

La femme qui vit seule doit, elle aussi, combler ses besoins en protéines, en vitamines et en minéraux en mangeant chaque jour :

- environ 7 portions de légumes et de fruits ;
- au moins 4 portions de produits céréaliers entiers ;
- environ 2 portions de produits laitiers ou autres aliments riches en calcium ;
- une bonne source de protéines à chaque repas (voir chapitre 7, p. 145).

La liste de marché que voici répond aux exigences nutritionnelles d'une femme qui prépare tous ses repas à la maison. L'adolescente, la femme enceinte ou celle qui allaite doit ajouter à ce menu de base au moins une portion de produits laitiers, une portion de produits céréaliers entiers et d'autres aliments en fonction de l'appétit du moment. Il n'est pas nécessaire de se limiter à la liste de marché suggérée, car il existe une foule de produits intéressants. Ce qui est important, c'est de respecter la proportion entre les différents groupes alimentaires.

Pour avoir environ 7 portions de légumes et de fruits par jour, prévoyez chaque semaine :

- 6 oranges ou 12 clémentines (6 portions) ;
- 2 pamplemousses (4 portions) ;
- 1 cantaloup ou 1 papaye (4 portions) ;
- 4 bananes (4 portions) ;
- 300 g de petits fruits surgelés ou de petits fruits frais (framboises, myrtilles ou mûres), 320 g, (3 portions) ;
- brocoli surgelé, 250 g (3 portions) ;
- épinards surgelés, 250 g (3 portions) ou un paquet de bettes (à carde fraîches) (3 ou 4 portions) ;
- 1 paquet de carottes fraîches (4 portions) ;
- 2 sacs de cœurs de romaine ou de laitue (6 ou 8 portions) ou 4 ou 5 endives (4 ou 5 portions) ;
- 4 jus de légumes, 200 ml (4 portions) ;
- 1 grosse boîte de tomates en dés, d'environ 800 g, en conserve ou 2 ou 3 tomates fraîches (4 portions).

En été, donnez la priorité aux légumes frais du marché.

Pour avoir au moins 4 portions de produits céréaliers par jour, prévoyez chaque semaine les quantités suivantes qui assurent quelques réserves :

- 1 pain aux céréales entières, 500 g, (14 tranches ou 14 portions) – on peut en congeler la moitié – ou 1 ou 2 sacs de pain pita de blé complet ;
- 250 g de riz brun basmati (8 portions) ;
- 375 g de pâtes complètes de blé (environ 4 portions) ;
- 1 boîte de céréales complètes (10 à 12 portions).

Tableau 17
Une bonne céréale complète

Ce type de céréales :
• renferme une céréale complète comme premier ingrédient, par exemple du blé entier ou de l'avoine entière ;
• a un contenu en fibres qui varie de 3 à 12 g par portion ;
• a un contenu en sucre qui ne dépasse pas 8 g ;
• contribue idéalement à 30 % des ANR (apports nutritionnels recommandés ou besoins) en fer de la journée.

Pour avoir environ 2 portions de produits laitiers par jour ou autres aliments riches en calcium, prévoyez chaque semaine :

- 2 litres de lait ou de boisson de soja enrichie de calcium ou 1 litre de lait et 1 litre de boisson de soja (8 portions) ;
- 4 yogourts individuels (4 portions) ;
- 250 g de fromage (5 portions).

Pour avoir une bonne source de protéines au repas du midi et à celui du soir (le produit laitier ou de soja comble les besoins en protéines du matin), prévoyez chaque semaine :

- 110 g de saumon en conserve ou 120 g de filet de saumon frais (1 portion)
- 6 œufs (4 à 5 par semaine) ;
- haricots rouges en conserve, en format de 540 ml (3 à 4 portions) ou 1 bloc de tofu ferme ou 1 récipient de tofu soyeux (2 ou 3 portions) ;
- 120 g de foie de veau (1 portion) ;
- 2 repas surgelés à base de poisson ou de poulet (2 portions) ;
- 125 g de crevettes fraîches (1 portion) ;
- 200 g de blanc de poulet désossé, sans la peau (2 portions).

DES RÉSERVES QUI VOUS AIDERONT À GARDER LE SOURIRE

Des armoires bien garnies vous éviteront les courses à la dernière minute et vous permettront de varier la saveur des plats maison, que ce soit celle d'une salade verte ou d'un riz à l'indienne.

1. Des ingrédients de base pour la cuisine de tous les jours :

- huile d'olive extra-vierge pour les salades et la cuisson ;
- huile de sésame pour ajouter une saveur asiatique à certains plats ;
- vinaigre balsamique ou vinaigre de vin pour les salades ;
- vinaigre de riz pour les plats asiatiques ;
- bouillon de poulet ou bouillon de légumes en conserve, comme base pour les potages ;
- fleur de sel pour l'assaisonnement final et poivre en grains ;
- fines herbes séchées : thym, origan, romarin, feuilles de laurier et herbes de Provence ;

- épices pour plats indiens : curry, cumin et curcuma ;
- cannelle, muscade moulue et gousses de vanille ;
- gousses d'ail ;
- 1 ou 2 citrons (à conserver au frigo) ;
- sauce soja légère ou sauce tamari légère (faibles en sodium) (à conserver au frigo) ;
- mirin (vin de riz doux pour les plats asiatiques) ;
- moutarde de Dijon ;
- miel, sirop d'érable, sucre ou cassonade.

2. Quelques incontournables additionnels :
- farine de blé tout usage et farine de blé complète ;
- levure chimique et bicarbonate de soude ;
- germe de blé (à conserver au frigo) ;
- graines de lin non moulues (à conserver au frigo) ;
- son de blé pour ajouter des fibres aux plats (peut même remplacer la chapelure) ;
- flocons d'avoine (cuisson conventionnelle) ;
- sachets de gélatine sans saveur ;
- amandes, arachides ou autres noix nature, non salées (à conserver au frigo) ;
- sachets de tisane, café moulu ou en grains et thé vert japonais.

3. En dépannage pour les jours de tempête, de maladie ou pour la visite impromptue :
- saumon, thon ou sardines en conserve ;
- légumineuses en conserve (pois chiches et haricots rouges) ;
- lentilles sèches ou pois cassés (pour préparer une bonne soupe) ;
- poudre de lait écrémé ;
- lait évaporé et lait UHT ;

- tomates en conserve ;
- potages de légumes en récipients prêts à servir ;
- jus de légumes en petites portions ;
- jus de fruits en petites portions ;
- fruits secs et compote de fruits non sucrée en récipient individuel.

4. Des réserves au congélateur pour les jours de congé ou pour les repas de dernière minute :

- des repas maison en portions individuelles ;
- des potages maison congelés, en portions individuelles ;
- quelques sacs de légumes surgelés ;
- quelques sacs de poireaux d'été tranchés finement et congelés ;
- du riz cuit congelé ;
- des pâtes alimentaires cuites, congelées ;
- du fromage râpé congelé ;
- jus d'orange surgelé sans sucre et fruits surgelés sans sucre ;
- des filets de poisson congelés individuellement ;
- un pain de blé complet ou des petits pains de céréales complètes congelés dans des sacs en plastique à fermeture hermétique.

LES BONS OUTILS

Une femme bien organisée en vaut deux, qu'elle soit seule ou non ! Certains appareils diminuent le temps de préparation et de cuisson des aliments :

- Le robot culinaire ou le mixeur facilitent la préparation des potages, des sauces, des boissons fouettées (smoothies), des crèmes, des purées et des coulis.

- Un batteur électrique ou à main fait des merveilles pour préparer les omelettes ou les crêpes.
- Le four grille-pain ne prend pas trop d'espace et économise de l'énergie quand il s'agit de réchauffer un petit repas ou encore de gratiner certains plats.
- Le four à micro-ondes accélère la préparation de dernière minute, permet de décongeler les restes, de réchauffer les plats cuisinés surgelés, réduit la vaisselle au minimum et plus la portion est petite, plus elle se réchauffe rapidement. Il retient plus de vitamine C que la cuisson à l'eau et se compare à la cuisson vapeur.
- Un congélateur séparé du frigo, petit ou moyen, maintient plus constante la température de congélation qu'un congélateur combiné au frigo, conserve mieux les aliments et permet de faire des réserves.

À PETIT APPÉTIT, PETITS REPAS

Lorsque l'appétit et l'énergie font défaut, mieux vaut manger peu que rien du tout. Mieux vaut miser sur des aliments riches en protéines que de grignoter des féculents, des sucreries ou des fruits. Par exemple :

- un bol de céréales entières pris avec du lait apporte plus qu'une tranche de pain grillée avec de la confiture ;
- un verre de lait ou de boisson de soja soutient mieux qu'un verre de jus de fruits ;
- un morceau de fromage vaut mieux que deux biscuits à l'avoine ;
- un bol de yogourt apporte plus qu'un bol de compote de pommes ;
- une poignée d'amandes nourrit mieux qu'une pomme ;

- une poignée de noix de soja grillées nourrit mieux que deux carrés de chocolat.

PETITS PLATS SIMPLES À PRÉPARER

Cuisiner ne sous-entend pas passer des heures à la cuisine. Cuisiner peut devenir un plaisir lorsqu'on transforme de bons ingrédients en un plat appétissant. Les quelques plats qui suivent sont conçus pour une personne. Ils se préparent facilement, en peu de temps et nourrissent allègrement.

Croque-saumon aux noix de cajou grillées – 1 repas

Griller 1 ou 2 tranches de pain d'un seul côté. Réserver. Dans un petit bol, écraser à la fourchette le contenu d'une boîte de saumon de 110 g (3 ¾ oz), puis y incorporer 15 ml (1 c. à soupe) de tzatziki à base de yogourt et bien mélanger. Tartiner le pain du mélange de saumon. Hacher grossièrement environ 15 noix de cajou non salées et en parsemer le saumon. Remettre le pain sous le gril pendant quelques minutes, juste le temps de griller les noix. Servir avec une salade de carottes râpées ou une salade de chou.

Valeur nutritive du repas pour 2 tranches de pain et 250 ml (1 tasse) de salade de chou maison : 463 kcal, 35 g de protéines, 16 g de lipides, 52 g de glucides et 7 g de fibres.

Minestrone minute – 3 repas

Verser 1 grosse boîte de tomates en dés, (environ 800 g) dans une casserole. Ajouter 1 oignon vert finement coupé et 5 ml (1 c. à thé) de pistou ou de pesto. Chauffer à feu doux quelques minutes. Égoutter 1 boîte de haricots rouges (environ 400 g), bien rincer, puis les ajouter aux tomates. Réchauffer le tout et verser dans un bol à soupe.

Saupoudrer généreusement de parmesan râpé. Accompagner de ½ pain pita de blé complet grillé et de crudités.

Valeur nutritive avec ½ pita et 125 ml (½ tasse) de crudités : 391 kcal, 21 g de protéines, 5 g de lipides, 71 g de glucides et 18 g de fibres.

Supercéréales chaudes – 1 repas

Mélanger 180 ml (¾ tasse) de flocons d'avoine à cuisson ordinaire avec 10 ml (2 c. à thé) de graines de lin moulues, 15 ml (1 c. à soupe) de germe de blé et 30 ml (2 c. à soupe) de lait écrémé en poudre. Chauffer 250 ml (1 tasse) de jus de pomme dans une casserole et verser le mélange de céréales. Cuire 5 minutes, à feu moyen. Servir dans un bol avec 125 g (½ tasse) de yogourt et 30 ml (2 c. à soupe) d'amandes. Accompagner d'un fruit frais.

Valeur nutritive pour 1 repas avec yogourt et une pêche : 487 kcal, 17 g de protéines, 11 g de lipides, 82 g de glucides et 7 g de fibres.

Pour trouver d'autres idées de menus simples et rapides à préparer pour une personne, consultez *Menus Midi,* L. Desaulniers et L. Lambert-Lagacé, Les Éditions de l'Homme, 2005.

Chapitre 6

Vers un menu amélioré pour la femme

Il y a 20 ans, je proposais une *diététique douce pour les femmes*. C'était l'époque de l'émergence des médecines douces au Québec. Je propose maintenant une démarche vers un menu amélioré et j'ai l'impression que c'est encore plus doux. J'ai tellement de sympathie pour les femmes qui ont été bombardées de messages minceur que loin de moi l'idée de lancer une autre vague de restrictions ou de règles compliquées. Je considère cette démarche comme un cadeau que l'on se fait à soi-même pour améliorer la qualité de son assiette et se refaire une santé.

Améliorer son menu ne se fait pas en une semaine ni en un mois. Si l'on veut éviter les changements brusques qui agressent l'être tout entier, on peut prévoir quelques mois de réflexion avant de passer à l'action. L'évolution alimentaire peut même s'échelonner sur un an ou deux, s'il le faut. De cette façon, les nouvelles habitudes s'installent lentement et elles laissent le temps au corps, au cœur et à l'esprit de s'adapter. Elles permettent de tisser de nouveaux liens avec les aliments qui nous font du bien.

Améliorer son menu, c'est tenir compte de la faible marge de manœuvre de la femme d'aujourd'hui. Quand la ministre de l'Économie et des Finances parle d'une faible marge de manœuvre, elle veut dire qu'elle n'a pas ou qu'elle a peu de réserves dans les coffres de l'État pour répondre à des programmes non prioritaires. Une femme qui mange moins qu'avant n'a plus de calories additionnelles à sa disposition. Pour combler tous ses besoins nutritifs, elle doit faire des choix alimentaires plus réfléchis, plus judicieux. Sa santé en dépend ! Et comme dirait la ministre de l'Économie et des Finances, la femme doit faire de meilleurs placements et mettre l'accent sur les aliments frais, sains, non raffinés et moins malmenés par l'industrie alimentaire. Elle doit donc miser sur des placements exceptionnels, c'est-à-dire des aliments qui apportent plus d'éléments nutritifs dans chaque bouchée.

Pour obtenir du fer, elle doit investir plus souvent dans les divers abats comme le foie et les rognons, les huîtres et les palourdes, les flocons d'avoine enrichis, les céréales de son et autres céréales enrichies, les légumineuses et les figues séchées. Voire utiliser les céréales enrichies pour bébés pour remplacer une partie de la farine dans certaines recettes.

Pour obtenir des oméga-3, elle doit manger plus souvent des sardines, du maquereau, du saumon, de la truite et du foie de morue.

Pour obtenir de la vitamine D, elle doit profiter des rayons de soleil à petites doses, sans écran solaire, du mois de mai au mois d'octobre (voir chapitre 10, p. 193). Elle doit investir régulièrement dans les poissons gras comme le saumon frais ou en conserve, le hareng ou les sardines, le lait enrichi et les boissons de soja enrichies ; sinon, c'est prendre le supplément alimentaire approprié.

Pour obtenir du magnésium, elle doit investir dans les légumineuses et le soja, les céréales de son et le germe de blé et les légumes feuillus très verts comme la bette à carde, le chou chinois, les épinards et le chou frisé.

Tout au long de la démarche, on découvre :

- que les palourdes renferment plus de fer que tous les autres fruits de mer et mollusques ;
- que les légumes verts feuillus, comme les épinards et la bette à carde, renferment trois fois plus de fer et de magnésium que les autres légumes ;
- que les légumineuses sont des valeurs sûres ;
- que les céréales de son constituent une excellente source de fer ;
- que les graines de sésame non décortiquées sont exceptionnellement riches en fer et en calcium ;
- qu'une petite cuillerée de thym séché renferme plus de fer qu'une côtelette d'agneau ;
- qu'un verre de lait renferme trois fois et demie plus de calcium qu'une boule de crème glacée ;
- que le pain complet de blé renferme trois fois plus de magnésium que le pain blanc.

Améliorer son menu sous-entend une mise au rancart d'aliments gorgés de sucre et de mauvais gras, car ceux-ci sont superflus… ils n'apportent rien, sinon des effets indésirables. Par contre, si la démarche coïncide avec une perte de plaisir, celle-ci ne fera pas long feu, car le plaisir demeure le grand complice de la santé. La clé du succès réside dans une attitude réceptive qui permet d'allier nouvelles découvertes alimentaires à nouveaux plaisirs.

C'EST DANS L'ASSIETTE QUE SE CUISINE LA SANTÉ

Nombre de chercheurs reconnus ont voulu en avoir le cœur net. Ils ont utilisé des méthodes scientifiques éprouvées pour évaluer les effets à court et à moyen termes d'une meilleure alimentation sur la santé des femmes. Leurs conclusions ne peuvent laisser aucune femme indifférente. Une assiette mieux remplie favorise ce qui suit.

Une meilleure performance cognitive. Une première recherche menée en Pennsylvanie auprès de 152 jeunes femmes qui se croyaient en bonne santé a révélé que plusieurs d'entre elles manquaient de fer sans le savoir. Cette carence nuisait non seulement à leur niveau d'énergie, mais elle nuisait aussi à leur performance cognitive, soit à leur capacité d'apprendre et de gérer l'information (voir chapitre 8, p. 157). Ainsi, un élément nutritif en quantités insuffisantes peut bousiller une carrière…

Le maintien d'une bonne forme physique. Une deuxième recherche a été menée sur plusieurs années auprès de 2 160 Américaines de 42 à 52 ans. Certaines étaient de race blanche, d'autres de race noire, d'origine chinoise et japonaise. On a d'abord évalué ce que mangeaient ces femmes d'origines diverses. Au bout de quatre ans, on a évalué leur forme physique, soit leur capacité à marcher, à monter des escaliers, à pratiquer un sport, à se pencher, à porter un sac d'épicerie, à prendre un bain et à s'habiller. On a observé que, dans le groupe des femmes qui consommaient plus de gras saturé (voir chapitre 9, p. 175), mais peu de légumes, peu de fruits et peu de fibres, plusieurs avaient perdu leur capacité à faire un certain nombre d'activités physiques. On a calculé que 2 portions additionnelles de légumes par jour pouvaient faire une différence et qu'une consommation plus importante d'aliments plus riches en magnésium (voir chapitre 11, p. 205) favorisait une meilleure forme physique chez ces femmes – relativement jeunes. Résultats étonnants, mais probants.

Une protection du système immunitaire. Une troisième recherche a voulu établir un lien entre la qualité de l'alimentation et le système immunitaire de femmes postménopausées. On a évalué les habitudes alimentaires de 110 femmes de 51 à 75 ans en bonne santé. On a fait des analyses sanguines pour mesurer les principaux marqueurs du système immunitaire. On a vu que les femmes qui mangeaient mieux avaient des taux supérieurs de lymphocytes T auxiliaires, qui ont la réputation de renforcer le système immunitaire. Celles qui mangeaient moins bien avaient des taux plus élevés de protéine C réactive et d'amyloïde sérique A, deux marqueurs d'inflammation non désirables. Une autre preuve intéressante qui ajoute du poids aux bénéfices d'un menu amélioré.

Une quatrième étude a également vérifié le lien entre l'alimentation et quelques marqueurs d'inflammation (protéine C réactive, interleukine 6 et anticorps monoclonaux) chez deux groupes de femmes. Un groupe souffrait d'un diabète de type 2 et l'autre groupe était en bonne santé. Une consommation importante de sodas « light » ou non, de produits raffinés et de charcuteries était associée à une élévation des marqueurs indésirables sur le plan immunitaire, tandis qu'un menu plus riche en légumes crucifères, plus riche en magnésium et en fibres provenant des produits céréaliers n'était pas associé à ces indices défavorables.

Une réduction de la perte musculaire. Une dernière étude toute récente menée dans la région de Boston auprès de 384 personnes de 65 ans et plus sur une période de trois ans a montré qu'une consommation plus importante de fruits et légumes peut réduire la perte normale de la masse musculaire qui est associée au vieillissement.

Ces recherches se résument en quelques mots : la qualité des aliments que l'on mange influence notre qualité de vie au quotidien.

Elle influence notre performance physique et intellectuelle pour les années à venir. Et ce n'est pas juste un discours de diététicienne convaincue…

Les grandes consignes

Les grandes consignes que je propose à toutes les femmes tiennent compte de leurs vulnérabilités nutritionnelles, mais aussi des obstacles majeurs de la vie de tous les jours. Elles visent à corriger les principales carences alimentaires, de l'adolescence à l'âge d'or. Elles tiennent compte du fait que :

- des centaines de femmes négligent de consommer des protéines le matin et le midi, tous les jours de la semaine ;
- nombre de femmes manquent de fer et souffrent d'anémie avant la ménopause ;
- huit femmes sur dix ne consomment pas suffisamment d'oméga-3 ;
- la carence en vitamine D est généralisée d'un océan à l'autre ;
- chez nombre de femmes, la prise d'un contraceptif et une alimentation trop riche en aliments raffinés ou trop sucrés, ou une consommation d'alcool trop importante nuisent à l'absorption du magnésium.

Je vous propose donc de faire un temps d'arrêt sur chacun de ces points cruciaux et je vous offre des suggestions concrètes pour sortir de l'impasse.

Les grandes consignes se résument à ceci :

- *Donner la priorité aux protéines* (voir chapitre 7, p. 145).
- *Faire le plein de fer* (voir chapitre 8, p. 157).
- *Choisir les bons gras et favoriser les oméga-3* (voir chapitre 9, p. 175).
- *Faire une place à la vitamine D* (voir chapitre 10, p. 193).

- *Favoriser la consommation de magnésium* (voir chapitre 11, p. 205).

Vous pouvez aller directement à la question qui vous préoccupe davantage. L'important, c'est, bien sûr, d'améliorer votre menu. Lentement, mais sûrement.

Et le calcium ?

Je n'aborde plus en détail la question du calcium, car il y a eu beaucoup d'amélioration depuis 20 ans. Les femmes ont compris le message et ont augmenté leur consommation quotidienne de calcium. De plus, les dernières recherches effectuées en unité métabolique, ce qui constitue la méthode la plus appropriée pour déterminer les besoins en calcium, révèlent qu'il n'est pas nécessaire d'atteindre de 1 200 à 1 500 mg par jour pour combler ses besoins. Un apport total de 1 000 mg par jour semble suffisant.

Je rencontre régulièrement des femmes bien intentionnées qui avalent chaque jour 2 comprimés de 500 mg de calcium sans savoir la quantité de calcium que contient leur alimentation.

Mieux vaut évaluer sa consommation alimentaire de calcium avant d'avaler un supplément au cas où, car il n'y a aucun avantage à prendre trop de calcium chaque jour (voir tableau suivant). Par ailleurs, maintenir le cap des 1 000 mg de calcium par jour peut devenir une belle façon de diminuer la tension prémenstruelle.

La démarche vers un menu amélioré peut se faire à votre rythme.

Tableau 18
Teneur en calcium de quelques aliments

Aliments	Quantité	Calcium (mg)
Lait et produits laitiers		
Lait entier	250 ml	310
Babeurre	250 ml	303
Yogourt nature 1,5 %	125 ml	236
Yogourt aux fruits 1,5 %	125 ml	178
Lait en poudre écrémé	30 ml (2 c. à soupe)	107
Fromage		
Parmesan	30 g	360
Ricotta à base de lait partiellement écrémé	125 ml	269
Fromage suisse, gruyère ou emmental	30 g	240
Mozzarella partiellement écrémée	30 g	219
Cheddar	30 g	216
Fromage à la crème	30 ml (2 c. à soupe)	24
Poisson		
Sardines de l'Atlantique en conserve avec arêtes	100 g	381
Saumon rose en conserve avec arêtes	100 g	277
Graines et noix		
Graines de sésame	15 ml (1 c. à soupe)	94
Graines de lin	15 ml (1 c. à soupe)	36
Amandes	15 ml (1 c. à soupe)	29

Tableau 18 (suite)
Teneur en calcium de quelques aliments

Aliments	Quantité	Calcium (mg)
Soja et légumineuses		
Boisson de soja enrichie de calcium	250 ml	319
Tofu ferme (préparé avec sulfate de calcium)	100 g	213
Haricots blancs, en conserve	125 ml (½ tasse)	100
Graines de soja grillées	60 ml (¼ tasse)	61
Légumes		
Chou cavalier (*collards*) cuit	125 ml (½ tasse)	180
Chou vert frisé, cuit	125 ml (½ tasse)	95
Brocoli cuit	125 ml (½ tasse)	33
Fruits		
Jus d'orange enrichi de calcium	250 ml	300
Orange	1	65
Figue séchée	60 ml (¼ tasse)	46
Figues fraîches	2 moyennes	35
Kiwi	1 moyen	31

Chapitre 7

Donner la priorité aux protéines

Protéines bien réparties riment avec belle énergie. Protéines mal réparties riment avec fatigue et fringales. Manque de protéines rime avec pertes musculaires.

Au cours des années, j'ai vu des milliers de femmes qui grignotent le matin, se nourrissent de pâtes ou de salades le midi, lorsqu'elles prennent le temps de manger, et se gavent de protéines au repas du soir. C'est un problème chronique de mauvaise répartition des protéines dans la journée. Résultats prévisibles : ces femmes ont des baisses d'énergie, elles sont fébriles et elles ont faim en dehors des heures des repas. Elles finissent par succomber aux fringales et aux frénésies de sucre. Pas de quoi se sentir en forme du matin au soir et impossible de maintenir un poids santé dans un tel scénario.

Je repense à cette jeune femme de 37 ans qui a un travail sédentaire et qui souffre d'hypoglycémie depuis longtemps. Elle a supprimé toutes les sucreries, mais elle n'a pas apporté d'autres modifications à son menu. Elle a parfois des tremblements, souffre de maux de tête fréquents, a des baisses de concentration, des coups de chaleur et est extrêmement fatiguée vers 16 h. Le matin, elle mange du pain avec de la confiture, avale un fruit comme collation, mange des restes riches en féculents le midi et un autre fruit comme collation. Elle arrive à la maison et ne pense évidemment qu'à manger, pas le temps de cuisiner. Elle grignote 60 g de fromage avant d'avaler un bon morceau de viande avec des légumes pour souper. Ce n'est qu'un exemple parmi tant d'autres d'un manque flagrant de protéines pendant la journée et d'un excès au repas du soir.

Dans d'autres cas, on ne parle pas de mauvaise répartition, mais plutôt d'un manque important de protéines dans la journée. Certaines nouvelles végétariennes pleines de bonnes intentions ne consomment pas suffisamment de protéines, mais elles n'en prennent pas conscience. Il y a aussi des femmes âgées qui manquent de protéines. Dans tous les cas, l'énergie fait défaut. Voilà pourquoi il est primordial de réajuster sa consommation de protéines pour atteindre un équilibre alimentaire.

L'IMPORTANCE DES PROTÉINES

Tout le monde sait que les protéines assurent la croissance et l'entretien de tous les tissus, et permettent la synthèse des enzymes, d'une partie des hormones, de la peau, des cheveux, des ongles et du sang. Mais on connaît moins le rôle que jouent les protéines pour soutenir l'énergie et procurer une certaine satiété lorsqu'elles sont bien réparties dans la journée. Ce dernier rôle peut venir en aide aux femmes qui ont des baisses fréquentes d'énergie ou qui ont toujours faim. Les protéines règlent ainsi un problème qui envenime le quotidien de plusieurs d'entre elles.

PARMI LES FEMMES LES PLUS VULNÉRABLES

La vulnérabilité se manifeste ici de deux façons : mauvaise répartition des protéines dans la journée ou réelle carence en protéines.

La femme qui ne prend pas de petit-déjeuner commence la journée sans protéines et risque de terminer la matinée avec moins d'énergie.

La femme qui mange très légèrement ou pas du tout le midi ne peut terminer l'après-midi sans un creux ou une frénésie de sucre. Le repas gargantuesque du soir s'explique aisément.

La nouvelle végétarienne qui adore légumes, fruits, céréales et noix, mais qui n'ajoute à son menu ni soja ni légumineuses, risque de se sentir de plus en plus lasse et d'avoir plus de fringales que jamais. Dans ce cas-ci, le manque de protéines lui nuit à long terme.

La femme en chimio ou en radiothérapie qui manque d'appétit a des besoins encore plus élevés en protéines qu'en temps normal pour réparer les tissus endommagés par les traitements.

La femme âgée qui réduit même temporairement sa consommation de protéines perd de la masse musculaire et augmente ses risques de chutes et de blessures.

LA BONNE DOSE

Pour réajuster les protéines du menu, il faut d'abord établir la quantité requise pour bien fonctionner toute la journée. Celle-ci varie selon l'âge, la taille, le poids, l'état de santé et l'activité physique. Elle se détermine par des calculs compliqués, mais la formule simplifiée se résume comme suit : un gramme de protéines par kilogramme de poids santé par jour. Pour y arriver :

- Établissez votre poids santé (chapitre 2, p. 35) et utilisez ce poids pour faire le calcul.
- Si votre poids santé est de 61 kg, vos besoins sont de 61 g de protéines par jour.
- Si vous pesez un peu plus ou un peu moins que votre poids santé, calculez quand même vos besoins en utilisant le poids santé.

Tableau 19
La bonne quantité de protéines pour une journée

Poids santé (en kg)	Besoins en protéines par jour (g)
50	50
55	55
60	60
65	65
70	70
75	75

Cette quantité ne correspond pas à une quantité maximale. Si vous en mangez un peu plus, ce n'est pas un problème. Par contre, si vous en mangez moins, vous risquez de ne pas fonctionner parfaitement.

En période de croissance, d'intense réparation tissulaire ou encore d'intense activité musculaire, le corps réclame encore plus de protéines :

- pendant la grossesse, ajoutez au moins 1,2 g par kg de poids santé ;

- pendant l'allaitement, ajoutez au moins 1,3 g par kg de poids santé ;
- après une chirurgie, ajoutez au moins 1,2 g par kg de poids santé ;
- après 60 ans, ajoutez environ 1,2 g par kg de poids santé ;
- pendant un traitement pour un cancer, ajoutez environ 1,5 g par kg de poids santé.

Par ailleurs, ces quantités quotidiennes ne se comparent pas aux 150 g de protéines et plus recommandés dans un régime à haute teneur en protéines, du genre Atkins ou autres. Ce type de régime s'éloigne de l'équilibre alimentaire qui est jugé bénéfique par tous les experts jusqu'à maintenant.

NE PAS CONFONDRE GRAMMES DE PROTÉINES ET GRAMMES DE VIANDE

Un gramme de protéines n'équivaut pas à un gramme de viande. Les grammes de protéines font partie intégrante du morceau de viande ou de poisson, mais on ne peut pas les peser chez le boucher ou chez le poissonnier. Les protéines contenues dans les aliments sont invisibles. Au contraire, le poids en grammes de la viande ou du poisson se pèse sur la balance du boucher ou du poissonnier, et ce poids en grammes est toujours indiqué sur l'emballage du produit. Ainsi, lorsqu'il est question d'un besoin quotidien de 60 g de protéines, on ne parle pas d'un morceau de viande ou de poisson qui pèserait 60 g.

VIANDE OU LÉGUMINEUSES ?

Là comme ailleurs, la quantité et la qualité font la différence. Beaucoup d'aliments contiennent des protéines, mais tous ne renferment pas des protéines de bonne qualité. Les aliments d'origine animale comme la viande, la volaille, les poissons, les crustacés et les produits laitiers demeurent les valeurs sûres. Le soja est également une valeur sûre. Les autres protéines d'origine végétale n'ont pas les mêmes pouvoirs. Les légumes, par exemple, renferment un peu de protéines, mais pas suffisamment pour soutenir une personne pendant quatre ou cinq heures. C'est la même chose dans le cas des produits céréaliers comme le pain, les pâtes alimentaires ou le riz. Par ailleurs, les légumineuses, les noix et les graines fournissent un peu plus de protéines et soutiennent plus longtemps.

Tableau 22
Quelques aliments riches en protéines

Aliment cuit	Unités métriques	Protéines (g)
Poulet ou dinde	90 g	15 à 20
Viande rouge	90 g	15 à 20
Bœuf haché	90 g	15 à 20
Poisson et fruits de mer	90 g	15 à 20
Fromage blanc	125 ml	15
Fromage ferme	30 g	7
Œuf	1 moyen	5
Yogourt	120 g	5
Lait	250 ml	10

Boisson de soja	250 ml	6 à 9
Fèves soja cuites	250 ml	30
Lentilles et haricots cuits	250 ml	15 à 19
Tofu ferme	90 g	15
Tofu soyeux	170 g	15
Noix nature (amandes)	25	5
Fèves soja grillées	30 ml	5

LA RÈGLE DES 15 G MINIMUM PAR REPAS

Un repas peut contenir une montagne de légumes, une grosse portion de pâtes et un bol de fruits frais, mais ne pas contenir suffisamment de protéines. Lorsque le repas ne comporte ni viande, ni volaille, ni poisson, ni lait, ni fromage, ni yogourt, ni soja, ni légumineuses, les risques sont élevés de ne pas avoir assez de protéines. Pour prévenir la carence, la règle des 15 g minimum de protéines par repas est une méthode éprouvée. (Je l'utilise en clinique depuis au moins 25 ans.) Les protéines deviennent alors un passeport obligatoire. Cette règle impose la présence à chaque repas d'aliments qui renferment 15 g de protéines. Elle facilite du même coup une distribution des protéines dans la journée.

Comparez les deux menus qui suivent : dans le menu A, il n'y a pas de protéines le matin et pas suffisamment le midi, et le total de la journée est inadéquat. Le menu B respecte la règle des 15 g par repas. La formule est heureuse, car elle est simple et elle donne des résultats.

Tableau 21
Contenu d'un menu pauvre en protéines (A), comparativement à un menu riche en protéines* (B)

Menu A	Protéines (g)	Menu B	Protéines (g)
Matin		Matin	
fruit frais	0	fruit frais	0
pain	0	pain	0
confiture	0	25 g de jambon blanc	5
café	0	café au lait	10
Collation		Collation	
1 pomme	0	25 amandes	5
Midi		Midi	
jus de légumes	0	jus de légumes	0
salade composée	0	salade composée	0
vinaigrette	0	90 g de thon ou de saumon	15
reste de pâtes	2	½ pita	0
une grappe de raisins	0	100 g de yogourt	5
Soir		Soir	
30 g de fromage	7	soupe ou jus de légumes	0

90 g de poulet grillé	15 à 20	90 g de poulet grillé	15 à 20
légumes	0	légumes	0
riz	0	riz	0
crème caramel	5	fruit frais	0
Total	29 à 34	Total	55 à 60

** Les aliments soulignés sont particulièrement riches en protéines.*

La femme qui mesure plus de 1,65 m ou qui est très active physiquement a des besoins qui dépassent les 15 g par repas. Elle a avantage à adopter une règle de 20 ou même de 25 g par repas. À chacune de trouver la quantité qui lui convient.

Si l'on tient compte des exigences de la vie au début de la journée, le respect de la règle des protéines revêt plus d'importance aux repas du matin et du midi. Au repas du soir, le calcul des protéines a moins d'importance. Tout dépend du rythme de vie de chacune.

L'ART D'AJOUTER DES PROTÉINES À CHAQUE REPAS

Augmenter le contenu en protéines d'un repas devient un jeu qui se pratique à chaque repas. Il suffit seulement de remplacer un aliment ou d'en ajouter un pour réaliser un gain de protéines.

- Tartinez le pain grillé d'une bonne cuillerée de beurre de cacahuètes et gagnez 5 g de protéines ;
- Offrez-vous 100 g de fromage blanc ou 20 g de fromage à pâte ferme ou 30 g de fromage à pâte molle et récoltez de 5 à 7 g de protéines ;

- Adoptez la formule du café au lait, plutôt que du café noir, et gagnez de 5 à 10 g de protéines ;
- Ajoutez 2 ou 3 cuillerées de noix hachées sur les céréales du matin et gagnez 5 g de protéines ;
- Ajoutez à la salade du midi un blanc de poulet, un filet de poisson ou l'équivalent d'une petite boîte de saumon et gagnez au moins 15 g de protéines ;
- Ajoutez des dés de poulet cuit ou des légumineuses à une soupe de légumes et récoltez 10 g de protéines ou plus, selon la quantité d'aliments ajoutés ;
- Ajoutez des crevettes à une salade de crudités et augmentez de 10 g le contenu en protéines ;
- Terminez un repas faible en protéines par un yogourt et quelques amandes et gagnez 7 ou 8 g de protéines ;
- Lorsque le repas semble manquer de protéines, buvez un verre de lait ou une boisson de soja et gagnez de 6 à 10 g de protéines.

LES COLLATIONS, ALORS ?

Pas question d'interdire les collations. Et là aussi, les protéines ont un beau rôle à jouer. Elles rassasient mieux qu'un fruit et redonnent de l'énergie pendant quelques heures. La règle d'un minimum de 5 g de protéines par collation donne de bons résultats. Voici quelques idées pour vous aider à amorcer une nouvelle routine.

Tableau 22
Comment obtenir des collations de 5 g de protéines chacune

Ce type de céréales :
• 1 berlingot de lait ou de boisson de soJa • 100 g de yogourt • 25 amandes nature • 30 g de fromage • 30 ml (2 c. à soupe) de fèves de soja grillées • 45 ml (3 c. à soupe) de graines de tournesol

Réajuster les protéines au cours d'une journée devient un jeu. Et vous y prendrez goût.

Chapitre 8

Faire le plein de fer

Le manque de fer touche la femme à cause de sa condition féminine… C'est aussi simple que ça. Les menstruations occasionnent chaque mois des pertes de fer. (Le stérilet augmente les pertes de 30 à 50 %.) La grossesse exige énormément de fer pour subvenir aux besoins du placenta et du système sanguin du bébé. L'accouchement occasionne encore des pertes importantes de fer. La périménopause, qui se manifeste souvent par des menstruations rapprochées, augmente aussi les pertes de fer. Toutes ces pertes sont dites normales, mais elles laissent des milliards de femmes en panne à travers le globe, selon les données de l'Organisation Mondiale de la Santé (OMS).

Des maladies du système digestif comme les ulcères, la maladie cœliaque, la maladie de Crohn ou la colite ulcéreuse peuvent aussi occasionner des pertes de fer.

S'ajoutent à ces causes normales et anormales des choix alimentaires inappropriés. De fait, nombre de femmes négligent de manger suffisamment d'aliments riches en fer sur une base régulière. Le dossier ne s'améliore pas, puisque la déficience en fer est légèrement plus répandue qu'il y a 20 ans.

L'IMPORTANCE DU FER

Le fer est présent dans l'hémoglobine du sang et dans la myoglobine du muscle et il distribue l'oxygène à tous les organes, y compris au cerveau et à toutes les fibres musculaires. Il joue aussi d'autres rôles importants à toutes les étapes de la vie. Lorsqu'il y a un manque de fer, on note une grande lassitude, une diminution de l'endurance physique, un essoufflement inhabituel, une moins bonne résistance au froid et une réponse immunitaire amoindrie. On observe même des problèmes sur le plan de la performance cognitive, comme l'illustre la recherche qui suit.

Une annonce publiée dans un journal local par des chercheurs du département de nutrition de l'Université de Pennsylvanie réussit à recruter 152 volontaires pour une étude clinique à double insu (double-aveugle). Les jeunes femmes recrutées ont de 18 à 35 ans et se disent en bonne santé. Les chercheurs effectuent auprès de chacune d'entre elles des analyses sanguines, ainsi que des tests d'évaluation de leur mémoire et de leur capacité d'apprentissage. Les analyses révèlent que 34 de ces femmes souffrent d'anémie, 75 d'entre elles ont une déficience en fer et 43 n'ont aucun problème. Les tests sur la fonction cognitive établissent un lien entre le manque de fer, une performance cognitive amoindrie et une capacité réduite à gérer l'information et à passer à l'action. À la suite de ces observations, on donne un supplément de fer aux femmes qui présentent une déficience. Les chercheurs reprennent les tests 16 semaines plus tard et notent une nette amélioration de la performance cognitive et de la vitesse dans l'accomplissement des tâches chez les femmes qui avaient une déficience au départ.

Parmi d'autres séquelles, une déficience en fer en début de grossesse double les risques d'accouchement prématuré, et une anémie après l'accouchement limite la durée de l'allaitement. On ne peut sous-estimer l'importance du fer dans la vie d'une femme.

DÉFICIENCE EN FER ET ANÉMIE NE SONT PAS SYNONYMES

Le manque de fer se manifeste de diverses façons. Des analyses sanguines permettent de le vérifier. De plus, on ne devient pas anémique du jour au lendemain, cela se fait par étapes.

La déficience en fer correspond à la première étape. Elle survient quand les réserves de fer sont épuisées. L'analyse sanguine révèle alors un taux de ferritine dangereusement bas, la ferritine étant la molécule qui permet l'entreposage du fer dans l'organisme. Par ailleurs, le dosage de la ferritine n'est pas à toute épreuve, puisqu'en présence d'une maladie inflammatoire chronique comme l'arthrite, le taux de ferritine ne diminue pas. Le meilleur test pour évaluer les réserves de fer dans un contexte semblable demeure le dosage du récepteur soluble de la transferrine (sTfR), test encore peu utilisé dans les laboratoires du Québec en 2008.

L'anémie correspond à la manifestation la plus grave d'un manque de fer. Quand le taux d'hémoglobine et ceux des autres paramètres sanguins sont inférieurs aux normes établies, il y a anémie. Le manque d'acide folique ou de vitamine B12 peut aussi causer de l'anémie, mais ces types d'anémie ne font pas l'objet de ce propos.

Une alimentation pauvre en fer correspond à un menu qui ne contient pas suffisamment de fer. Une analyse nutritionnelle du menu habituel peut révéler un manque de fer dans l'alimentation, et cette carence peut mener à une déficience en fer, puis à l'anémie.

Comme l'étude de l'Université de Pennsylvanie le démontre, certaines femmes qui se disent en bonne santé souffrent sans le savoir d'une déficience en fer ou d'anémie et subissent tous les malaises associés à cette carence.

PARMI LES FEMMES LES PLUS VULNÉRABLES

L'adolescente qui n'arrive pas à répondre aux exigences de sa poussée de croissance et aux nouvelles pertes sanguines associées à la puberté. Les enquêtes nutritionnelles démontrent que 6 % des adolescentes manquent de fer et que 3,4 % sont anémiques. Le problème coïncide souvent avec la consommation d'aliments raffinés et sucrés, qui prennent la place d'aliments plus riches en fer.

La femme qui utilise un stérilet et qui perd chaque mois de 30 à 50 % plus de fer qu'une autre. En revanche, la femme qui prend la pilule contraceptive perd moins de fer que celle qui n'en prend pas.

La femme végétarienne, qui a des besoins 1,8 fois plus élevés que l'omnivore parce que le fer contenu dans les végétaux est moins bien absorbé que le fer présent dans la chair animale. Les recherches effectuées auprès de ces femmes n'indiquent pas toujours plus de déficiences en fer que chez l'omnivore. Par ailleurs, certaines nouvelles végétariennes tombent dans le piège du fromage à chaque repas, ce qui n'aide pas à augmenter la quantité de fer du menu.

La femme enceinte, qui a l'énorme tâche de produire plus de sang pour subvenir aux besoins du fœtus en plus des siens. Or, près d'une femme sur deux commence sa grossesse en ayant de faibles réserves de fer, et une femme enceinte sur cinq est anémique. Les risques de manquer de fer augmentent aussi quand les grossesses sont rapprochées. L'anémie en début de grossesse augmente l'incidence d'anémie chez le nourrisson. Dans ce cas, la prise d'un supplément de fer dès le début de la grossesse peut corriger la situation. De façon générale, l'ajout d'aliments riches en fer dans l'alimentation courante est un must, et le supplément devient essentiel pour la femme qui manque de fer au moment de la conception.

La femme qui allaite est anémique une fois sur deux après l'accouchement. Ses besoins en fer, bien qu'ils soient inférieurs à ce qu'ils étaient pendant la grossesse, dépassent ceux de la femme avant la grossesse. La prise ininterrompue du supplément de grossesse riche en fer et en vitamines permet à la nouvelle maman de refaire ses réserves.

La femme qui prend régulièrement des antiacides pour diminuer une acidité gastrique nuit à l'absorption du fer et augmente ses risques de déficience.

La femme âgée qui souffre d'une maladie inflammatoire de l'intestin ou qui est hospitalisée voit ses risques de déficience en fer augmenter, même si ses besoins en fer sont moins importants. Elle doit se montrer attentive à ses choix alimentaires, car elle mange de moins en moins et elle s'expose par le fait même à un manque de fer.

La femme qui donne du sang perd l'équivalent de 200 mg de fer après un don de 400 à 500 ml de sang. Elle doit ajuster son menu en conséquence si elle veut retrouver une bonne concentration d'hémoglobine dans le sang. On suggère d'ajouter 0,5 mg de fer au menu quotidien pendant quelques mois ou de façon continue si le don de sang se répète à intervalles réguliers.

L'athlète qui pratique une activité physique intense a des besoins plus élevés en fer. Certains chercheurs recommandent des suppléments de fer, mais tous recommandent une consommation régulière d'un menu riche en fer.

Tableau 23
Apports nutritionnels recommandés (ANR ou besoins en fer) au cours d'une vie

Périodes de la vie d'une femme	Besoins quotidiens en fer (mg)
9 à 13 ans	8
14 à 18 ans	15
19 à 50 ans	18
Végétarienne de 19 à 50 ans	33
51 ans et plus	8
Grossesse	27
Allaitement avant 18 ans	10
Allaitement de 19 à 50 ans	9

Source : *Apports nutritionnels de référence (ANREF), 2001.*

L'ART DE TROUVER SUFFISAMMENT DE FER

Pour atteindre les cibles fixées par les experts, la méthode est simple : il faut consommer régulièrement des aliments riches en fer. Voici des exemples :

- le bol de céréales enrichies de fer ou de céréales complètes donne de 5 à 8 mg de fer ;
- le plat de légumineuses donne de 4 à 6 mg de fer ;
- 3 portions de légumes donnent, en moyenne, 4 mg de fer ;
- 3 portions de fruits donnent environ 1,5 mg de fer ;
- les graines de citrouille ou les amandes donnent de 2 à 3 mg de fer ;
- la demi-tasse de palourdes dans une sauce tomate ou dans une soupe donne 20 mg de fer ;

- les moules marinières donnent 6 mg par portion de 90 g ;
- les huîtres fraîches donnent 9-10 mg par 100 g, soit une douzaine d'huîtres ;
- les petits pois verts surgelés donnent 3 mg de fer par 250 ml ;
- un petit filet de truite donne 4,5 mg de fer ;
- une mangue de grosseur moyenne donne 2 mg par 250 ml.

Quelques trucs pour obtenir le fer nécessaire sans manger deux fois plus qu'avant :

- Préparez du quinoa, naturellement riche en fer.
- Consommez des huîtres fraîches, en saison, et d'autres mollusques tout au long de l'année.
- Essayez de nouvelles recettes mettant le foie ou les rognons en vedette.
- Grignotez des noix ou des graines à l'heure de la collation.
- Ajoutez du jus de pruneaux dans les mélanges de jus de fruits ou dans les gelées de fruits.
- Saupoudrez de noix hachées le yogourt, les céréales ou la compote de fruits.
- Remplacez la confiture par une purée de figues accompagnée d'un zeste d'orange.
- Saupoudrez de cannelle la compote de pommes, le yogourt et le lait.
- Mangez des champignons plus souvent. Ils sont relativement riches en fer.

Par ailleurs, il ne suffit pas d'avaler la bonne dose de fer, encore faut-il en favoriser l'absorption. Comme le manque de fer est la carence la plus répandue du monde, de nombreuses recherches ont été effectuées pour en augmenter la biodisponibilité, c'est-à-dire en augmenter l'absorption par l'organisme. On connaît maintenant les conditions qui favorisent ou qui défavorisent l'absorption du fer.

CE QUI FAVORISE L'ABSORPTION DU FER

1. Les aliments riches en vitamine C

Ceux-ci constituent les grands complices du fer, puisqu'ils favorisent une absorption deux ou trois fois plus importante du fer qu'en temps normal. Selon les chercheurs, la quantité idéale qui peut réellement favoriser une meilleure absorption du fer est de 75 mg de vitamine C par repas. Lorsqu'on prend l'habitude d'intégrer 75 mg de vitamine C à chaque repas, on met toutes les chances de son côté pour aider l'organisme à absorber le fer. Le tableau suivant présente les quelques fruits et légumes qui renferment 75 mg de vitamine C dans une portion.

Tableau 24
Fruits et légumes qui contiennent 75 mg de vitamine C par portion

Jus d'orange, frais ou à base de concentré	200 ml
Jus de pamplemousse	250 ml
Boisson aux canneberges enrichie de vitamine C	200 ml
Papaye fraîche	½ (150 g)
Fraises fraîches	250 ml (1 tasse)
Cantaloup frais	½
Orange fraîche	1
Kiwi	1

Brocoli cru ou cuit, frais ou surgelé	250 ml
Choux de Bruxelles cuits	7 à 8 moyens
Chou-fleur cru ou cuit	250 ml
Pois mange-tout cuits	250 ml
Poivron rouge cru	125 ml

À défaut de trouver ces mêmes fruits et légumes à chaque repas, vous pouvez associer 2 légumes, ou 1 fruit et 1 légume, pour atteindre l'objectif des 75 mg. À titre d'exemple :

- une salade de chou et un jus de légumes ;
- une pomme de terre et une tranche de melon jaune ;
- une patate douce et quelques tranches d'ananas frais ;
- des haricots verts et un petit bol de fraises ;
- des asperges cuites et deux clémentines.

De fait, plus le repas contient de beaux légumes et de beaux fruits, plus les chances sont grandes d'avoir suffisamment de vitamine C.

2. La présence de chair animale

Qu'elle soit viande, volaille ou poisson, la chair animale favorise l'absorption du fer. Un minimum de 30 g par repas suffit pour améliorer le processus d'absorption du fer. Par exemple, le fer contenu dans un pilaf de riz brun et de légumes s'absorbe mieux si l'on ajoute à ce plat un peu de poulet ou de fruits de mer. Le fer contenu dans une soupe aux pois s'absorbe mieux si on lui ajoute un peu de jambon. Le fer d'un chili s'absorbe mieux lorsqu'on y incorpore un peu de bœuf, ce qui le transforme en chili con carne.

CE QUI NUIT À L'ABSORPTION DU FER

Le thé est le pire ennemi du fer. Les tanins du thé se lient au fer et nuisent à son absorption. Le café exerce également une action défavorable, mais elle est beaucoup moins prononcée que celle du thé.

Les suppléments de calcium et les antiacides à base de carbonate de calcium nuisent à l'absorption du fer lorsqu'ils sont pris en même temps que le repas riche en fer ou qu'un supplément de fer. Ils ne nuisent pas à l'absorption du fer lorsqu'ils sont pris entre les repas, au coucher ou si le calcium fait partie d'une multivitamine et minéraux contenant de la vitamine C.

Les produits laitiers riches en calcium entrent en compétition avec le fer lorsqu'ils sont pris au même repas. Mais à l'heure de la collation, ils ne causent aucun problème.

Les fibres alimentaires contenues dans les légumineuses et le soja ne favorisent pas l'absorption du fer, mais les recherches démontrent que, si la consommation de fer est adéquate, l'organisme s'adapte rapidement à un apport de l'ordre de 25 à 30 g de fibres par jour.

COMMENT PRÉPARER DES PLATS RICHES EN FER

La portion hebdomadaire de foie ou d'un autre type d'abats constitue un vrai supplément de fer. Mais elle n'est hélas pas toujours très appréciée. Pour celles qui aiment le foie et qui manquent d'idées, voici deux recettes ultra simples et vite préparées.

Foie à la chinoise – 4 portions

Préparer une marinade en mélangeant de 30 à 45 ml (2 à 3 c. à soupe) de sauce soja légère (faible en sodium) et 45 ml (3 c. à soupe) de jus de citron. Étendre 450 g de foie de veau bien frais, tranché

mince, dans un plat allant au four. Y verser la marinade. Laisser mariner de 5 à 10 minutes. Chauffer le gril du four. Griller le foie à 15 cm du gril, 4 à 5 minutes d'un côté. Retourner le foie et le griller 3 minutes de l'autre côté. Servir immédiatement avec un riz brun et de beaux légumes vapeur.

Valeur nutritive pour 1 repas avec 125 ml (½ tasse) de riz brun et 250 ml (1 tasse) de brocoli : 430 kcal, 43 g de protéines, 10 g de lipides, 40 g de glucides, 5 g de fibres.

Foie au wok

Couper le foie en lanières et le faire cuire quelques minutes, à feu vif, dans la marinade de sauce soja et jus de citron (voir Foie à la chinoise, recette ci-dessus). Ajouter une gousse d'ail écrasée, puis parsemer le foie de persil finement haché.

Valeur nutritive pour 1 repas avec 125 ml (½ tasse) de riz brun et 250 ml (1 tasse) de brocoli : 430 kcal, 43 g de protéines, 10 g de lipides, 40 g de glucides, 5 g de fibres.

Voici aussi d'autres trucs qui vous aideront à ajouter du fer à votre menu :

- Épaississez une sauce tomate en moins de 10 minutes avec des lentilles rouges.
- Utilisez des lentilles qui passeront inaperçues dans la sauce à spaghetti, le pâté chinois mi-végétarien et la lasagne santé.
- Intégrez des céréales enrichies de fer pour bébés à la farine utilisée pour préparer des muffins, des crêpes ou des pains aux fruits. Utilisez aussi ces céréales pour épaissir un potage de légumes ou une sauce.
- Utilisez généreusement le thym dans les soupes, les quiches et les vinaigrettes.

LES MEILLEURS PLACEMENTS POUR OBTENIR DE BONS DIVIDENDES EN FER

Certains aliments renferment de deux à trois fois plus de fer par portion que les autres. Consultez le tableau suivant. Vous y découvrirez les meilleurs placements en fer et vous pourrez les ajouter à votre menu de tous les jours ou aussi souvent que possible.

Tableau 25
Les meilleurs placements en fer

Aliment	Quantité	Fer (mg)
Céréales enrichies de fer	180 ml (¾ tasse)	5,6
Céréales de son de blé enrichies de fer	125 ml (½ tasse)	6
Flocons d'avoine en sachet	125 ml (½ tasse)	8
Céréales enrichies de fer pour bébés	60 ml (¼ tasse)	3,3
Foie (moyenne des foies de veau, de porc et de bœuf)	90 g	12
Huîtres fraîches	90 g	5
Palourdes	125 ml (½ tasse)	22
Épinards cuits	250 ml (1 tasse)	6,8
Fèves de soja en conserve	250 ml (1 tasse)	8,8
Fèves de soja grillées	125 ml (½ tasse)	3,4

LA QUESTION DES SUPPLÉMENTS

Vous ne devez pas prendre de suppléments de fer sans avoir consulté votre médecin et sans qu'il vous ait fait passer les analyses sanguines appropriées. (Trop de fer peut causer du tort à des femmes qui souffrent d'hémochromatose, soit un excès de fer dans le sang. Et cela se vérifie au moyen d'analyses sanguines.)

Si vous devez prendre un supplément de fer :

- prenez-le en début de repas ;
- évitez de le prendre en même temps qu'un supplément de calcium ;
- augmentez les fibres alimentaires au menu pour prévenir la constipation ;
- rangez les suppléments hors de portée des enfants, car l'empoisonnement au fer est l'une des principales causes de décès accidentel chez les jeunes enfants.

Le fer constitue l'un des éléments nutritifs clés du bien-être intégral de la femme.

Tableau 26 (1)
Menus comparatifs – Fer*

Menu ordinaire		Menu riche en fer (18 mg)	
Aliments	Fer (mg)	Aliments	Fer (mg)
Petit déjeuner		Petit déjeuner	
Céréales multigrains non enrichies de fer	1,0	Céréales complètes enrichies de fer	4,0
Lait demi-écrémé (125 ml)	0	Boisson de soja (125 ml)	1,4

* *Les aliments soulignés sont particulièrement riches en fer.*

Menu ordinaire		Menu riche en fer (18 mg)	
Aliments	Fer (mg)	Aliments	Fer (mg)
Amandes concassées (30 ml)	0,9	Amandes concassées (30 ml)	0,9
Café et lait	0	Café et lait	0
Jus d'orange (250 ml)	1	Jus d'orange (250 ml)	1
Collation		Collation	
1 pomme	0,2	1 pomme	0,2
Déjeuner		Déjeuner	
« sandwich » jambon et fromage :		Pita dinde et fromage :	
tortilla	0,3	pita de blé complet	1
jambon (75 g)	0,8	dinde (cuisse) (75 g)	1,8
cheddar (50 g)	0	cheddar (50 g)	0
2 feuilles de laitue iceberg	0	4 feuilles d'épinard	1
moutarde de Dijon (15 ml)	0	tartinade de pois chiches, houmous (30 ml)	0,7
Salade de carottes râpées : (200 ml)	0,2	Salade de carottes râpées : (200 ml)	0,2
raisins secs (30 ml)	0	raisins secs (30 ml)	0

Menu ordinaire		Menu riche en fer (18 mg)	
Aliments	Fer (mg)	Aliments	Fer (mg)
Myrtilles fraîches (125 ml)	0,2	Mangue fraîche (125 ml)	1
Collation		Collation	
Yogourt (100 g)	0	Yogourt (100 g)	0
Dîner		Dîner	
Blanc de poulet grillé (100 g)	1,2	Filet de truite grillée (100 g)	1,9
Carottes aux herbes (125 ml)	0,3	Pois verts aux herbes (125 ml)	1,3
Salade de riz :		Salade de quinoa :	
riz blanc cuit (125 ml)	0,2	quinoa cuit (125 ml)	1,8
concombre en dés (30 ml)	0	concombre en dés (30 ml)	0
poivron en dés (30 ml)	0,1	poivron en dés (30 ml)	0,1
Yogourt nature (175 g)	0	Yogourt nature (175 g)	0
Petits fruits (125 ml)	0	Petits fruits (125 ml)	0
Total	6,4 mg	Total	18,3 mg

Tableau 26 (2)
Menus comparatifs – Fer*

Menu pour femme enceinte (27 mg)		Menu pour femme végétalienne non ménopausée (33 mg)	
Aliments	Fer (mg)	Aliments	Fer (mg)
Petit-déjeuner		Petit-déjeuner	
Bol de céréales complètes enrichies avec lait	5,6	Bol de céréales complètes enrichies avec lait	5,6
Café au lait (avec 125 ml)	0	Boisson de soja enrichie (250 ml)	2,8
Jus d'orange (250 ml)	1	Jus d'orange (250 ml)	1
Collation		Collation	
1 nectarine	0,4	1 poire	0,5
Amandes (60 ml ou ¼ tasse)	1,6	Amandes (60 ml)	1,6
Déjeuner		Déjeuner	
repas aux moules :		Salade d'edamames (fèves soja fraîches) :	
Salade de quinoa cuit (125 ml)	1,7	edamames (fèves de soja fraîches) (180 ml)	3,3
Moules cuites (90 g)	5,4	12 pois mange-tout	1,7

** Les aliments soulignés sont particulièrement riches en fer.*

Menu pour femme enceinte (27 mg)		Menu pour femme végétalienne non ménopausée (33 mg)	
Aliments	Fer (mg)	Aliments	Fer (mg)
1 pain multigrains	1,3	pois verts (80 ml)	0,8
Salade de carottes et graines de sésame :		Oignons verts (45 ml)	0,3
carottes râpées (125 ml)	0,2	graines de citrouille (30 ml)	0,3
raisins secs (30 ml)	0	menthe fraîche (10 ml)	0,5
Déjeuner		Déjeuner	
Graines de sésame (15 ml)	1,4	1 pain pita de blé complet	2
Salade de fruits (125 ml)	1	Fraises (125 ml)	0,4
Lait demi-écrémé (125 ml)	0		
Collation		Collation	
Yogourt nature (175 g)	0	Jus de pruneaux et jus d'orange (125 ml)	1,6
Œuf dur	2,3	25 amandes grillées	1,6

Menu pour femme enceinte (27 mg)		Menu pour femme végétalienne non ménopausée (33 mg)	
Aliments	Fer (mg)	Aliments	Fer (mg)
Dîner		Dîner	
Jus de tomate (125 ml)	0,5	Jus de tomate (125 ml)	0,5
Bœuf grillé (100 g)	2,9	Tofu mariné grillé (100 g)	5
Bettes à carde cuites (125 ml)	2,1	Épinards frais (250 ml)	0,9
Salade de quinoa :		Quinoa cuit (250 ml)	3,5
Quinoa cuit (125 ml)	1,7	Poivron rouge (125 ml)	0,2
Poivron en dés (30 ml)	0,1	Mangue fraîche (250 ml)	2
Compote de pommes (125 ml ou ½ tasse)	0,2		
Total	29,4 mg	Total	36,1 mg

Chapitre 9

Choisir les bons gras et favoriser les oméga-3

Il y a 20 ans, l'expression « mauvais gras » était taboue. Aujourd'hui, la chasse aux mauvais gras bat son plein, et la recherche concernant les oméga-3 ne cesse de progresser. La priorité n'est plus de limiter la quantité totale de gras, mais plutôt d'orienter ses choix alimentaires vers des gras bénéfiques pour la santé du cœur et pour le système immunitaire. La notion de « bons gras » et de « mauvais gras » a passé la rampe, enfin !

Malgré ces progrès remarquables, plusieurs questions subsistent :

- Le cholestérol contenu dans les aliments cause-t-il l'élévation du taux de cholestérol dans le sang ?
- Quel gras faut-il manger pour abaisser le taux de cholestérol ?
- Les noix contiennent-elles trop de gras ?
- La femme enceinte a-t-elle réellement besoin d'un supplément d'oméga-3 ?
- Doit-on délaisser les œufs riches en cholestérol ?
- Peut-on manger du poisson gras sans problème ?
- Est-ce dangereux de chauffer une huile d'olive extra-vierge ?

LES FEMMES MANGENT-ELLES TROP GRAS ?

Selon la plus récente enquête nationale sur les habitudes alimentaires, les Canadiennes mangent moins gras qu'il y a 30 ans, mais elles ne bénéficient pas nécessairement de ce menu moins gras. La plus vaste étude menée sur ce sujet, la *Women's Health Initiative Dietary Modification Trial,* a tenté de vérifier auprès de 49 000 femmes de 50 à 79 ans les avantages d'une alimentation faible en gras. Après huit ans d'une alimentation moins grasse, les résultats espérés n'étaient pas au rendez-vous. Les femmes qui ont réduit leur consommation de gras n'ont pas eu moins d'accidents cardiovasculaires, ni moins de cancers du sein, ni moins de cancers du côlon que les femmes qui n'ont pas diminué le gras. Les chercheurs qui ont travaillé à cette étude ont visé une réduction totale de gras, mais n'ont pas accordé d'importance à la qualité du gras consommé. La célèbre étude *Lyon Diet Heart Study* a changé la donne en démontrant qu'il était possible de réduire de 70 % la mortalité chez des cardiaques en changeant le type de gras du menu et non en calculant les grammes de gras consommés. D'autres études ont confirmé cette approche et ont révolutionné notre façon de penser par rapport aux gras.

La qualité des gras choisis est maintenant devenue notre première préoccupation.

LE CŒUR DES FEMMES ET LE CHOLESTÉROL

On ne peut comparer le cœur d'une femme à celui d'un homme… Chez les femmes de 35 à 64 ans, il y a trois fois moins de décès par suite d'un arrêt cardiaque que chez les hommes du même âge. De 65 à 74 ans, l'incidence est deux fois moins élevée chez les femmes. Selon les données publiées par Statistique Canada, les maladies cardiovasculaires deviennent la première cause de décès des femmes après 75 ans, et le cœur des femmes devient aussi vulnérable que celui des hommes après l'âge de 85 ans. En France, contrairement à ce que l'on croit souvent, les maladies cardiovasculaires sont le tueur numéro 1, avant le cancer, avec environ 180 000 décès par an. De plus, les femmes en décèdent plus souvent que les hommes : 89 000 femmes contre 76 000 hommes par an, en dépit du fait qu'avant 65 ans l'infarctus du myocarde est quatre fois moins fréquent chez elles que chez les hommes. Une explication à ces résultats, a priori, contradictoires est que les femmes arrivent en moyenne une heure plus tard aux urgences que les hommes, parce qu'elles n'ont pas reconnu les symptômes avant-coureurs. À l'heure actuelle, la prévention des maladies cardiovasculaires se fait en grande partie en combattant le cholestérol sanguin, et la lutte contre le cholestérol se fait essentiellement à l'aide de médicaments. En 2006, près de 900 000 Canadiennes de 15 à 75 ans prenaient des statines, un médicament anticholestérol. Or cette stratégie n'aide pas vraiment la santé de toutes ces femmes :

- En juillet 2005, Santé Canada publiait un avis concernant ces médicaments et demandait aux fabricants d'ajouter une mise en garde concernant les effets secondaires des statines, comme les douleurs musculaires et autres effets nocifs.
- Pour la femme enceinte ou qui allaite, l'utilisation de ces médicaments en début de grossesse est associée à des risques de fausses couches et de malformations congénitales.
- Pendant l'allaitement, ce type de médicament diminue le cholestérol dans le lait maternel, ce qui n'est pas à l'avantage du bébé.
- La prise d'un médicament anticholestérol de type statines ne semble pas apporter de réels bénéfices à la femme qui n'a pas une condition cardiaque.

De fait, la lutte contre le cholestérol sanguin ne donne pas toujours les bénéfices escomptés.

La protection du cœur des femmes se fait d'abord par l'abandon de la cigarette, par l'augmentation de l'activité physique et par la consommation de bons gras. Même l'American Heart Association souligne l'importance d'adopter de meilleures habitudes de vie si l'on veut vraiment prévenir les maladies cardiovasculaires et ne considère pas les médicaments comme la solution.

QUELLE EST LA CONTRIBUTION DU GRAS ?

Certains gras sont essentiels à la vie : on ne peut s'en passer, car l'organisme lui-même n'a aucune façon de les produire. Ces gras enveloppent chaque cellule du corps humain d'une membrane fluide, qui est responsable des échanges entre les cellules. Ils servent aussi de messagers entre les cellules et déclenchent des mécanismes de protection contre les agressions. Certains gras, comme les oméga-6, vont stimuler une réaction inflammatoire. D'autres, les oméga-3, agissent comme anti-inflammatoires. D'autres gras favorisent le transport des vitamines A, D, E et K et fournissent de l'énergie. Ainsi, la qualité des gras que l'on mange influence la qualité des échanges entre les cellules et la qualité des mécanismes de protection. Par ailleurs, les gras consommés en excès se retrouvent sans mission particulière et sont mis en réserve sous forme de tissus gras.

LES BONS GRAS

Depuis quelques années, les recherches ont démontré que certains gras favorisent de bonnes réactions sur le plan de la santé. On leur a donc donné le nom de « bons gras ». Ils ont un rôle à jouer et ils doivent le jouer au cœur d'une bonne alimentation.

Les oméga-3 occupent le premier rang parmi les bons gras. Au cours du XXe siècle, l'introduction de nouvelles techniques agricoles a contribué à la disparition de ces gras de notre assiette. Les animaux de la ferme, qui sont nourris de céréales au lieu de fourrage et d'herbes sauvages, ont produit des aliments beaucoup moins riches en oméga-3. La consommation de poissons demeure insuffisante, et la quantité des oméga-3 présents dans notre alimentation est lentement devenue déficitaire. Depuis 25 ans, plusieurs équipes de chercheurs ont réagi à la situation et ils ont approfondi le dossier. Certains ont mis en lumière le pouvoir exceptionnel des oméga-3 pour le système cardiovasculaire : ils ont observé que ces gras pouvaient retarder la formation de caillots, réduire les problèmes d'arythmie, abaisser la tension artérielle et les triglycérides sanguins et surtout réduire les morts subites par infarctus. D'autres chercheurs ont constaté le pouvoir anti-inflammatoire des oméga-3 dans les cas de douleurs articulaires. D'autres ont observé que les oméga-3 peuvent favoriser l'acuité visuelle et sont fondamentaux dans le développement cognitif chez le bébé et le jeune enfant. L'effet positif de ces gras sur l'humeur et sur la prévention de la dépression après l'accouchement fait également partie des bénéfices rapportés.

Or, un sondage effectué au Québec en 2006 révèle que quatre femmes sur cinq ne consomment pas la dose minimale d'oméga-3.

Pour remédier à la situation, plusieurs agriculteurs ont récemment modifié l'alimentation des poules et du bétail pour produire des œufs, du lait et des fromages plus riches en oméga-3. Pour l'instant, on peut trouver ces gras dans plusieurs beaux aliments.

Tableau 27
Teneur en gras oméga-3 de certains aliments

Aliments	Oméga-3 (g)
Source marine (par 100 g)	
Maquereau	5,3
Saumon de l'Atlantique	2,3
Truite arc-en-ciel	1,8
Esturgeon et sardine	1,5
Hareng	1,4
Anguille et thon rouge	1,3
Flétan du Groenland	1,1
Éperlan	0,8
Alose	0,6
Crevettes, crabes et huîtres	0,5
Cabillaud et plie	0,3
Flétan de l'Atlantique, moules et palourdes	0,4
Homard	0,1
Source végétale	
Edamame (fèves de soja fraîches) (100 g)	3,2
Fèves de soja cuites (100 g)	1,6
Fèves de soja grillées (100 g)	1,5
Graines de lin et de salba (15 ml)	2,5
Huile de noix (15 ml)	1,6
Huile de colza (15 ml)	1,5

Huile de soja (15 ml)	0,9
Noix (15 ml)	0,7
Source animale	
Œuf oméga-3 (1 gros)	0,4

OPTIONS SANTÉ :

- Savourez 2 ou 3 bons repas de poissons ou de coquillages riches en oméga-3 toutes les semaines.
- Saupoudrez un yogourt ou des céréales de graines de lin moulues, ou de graines de salba.
- Préparez quelques bons repas à base de soja toutes les semaines.
- Mangez des œufs oméga-3 si votre consommation de poisson est faible.
- Tartinez du foie de morue sur une tranche de pain complet grillé.

Sinon, songez à prendre un supplément de :

- 500 mg d'oméga-3 par jour comme simple mesure préventive ;
- 1 g par jour s'il y a un problème cardiovasculaire ;
- 1 g par jour si l'humeur est dépressive ;
- 2 à 4 g par jour si les triglycérides sont élevés ;
- 200 mg de DHA (un des types d'oméga-3) par jour pendant la grossesse et l'allaitement ;
- 3 g par jour s'il y a un problème d'arthrite.

Les gras monoinsaturés, aussi appelés oméga-9, favorisent le travail de l'insuline, résistent bien à l'oxydation pendant la cuisson, ne font pas augmenter le taux de mauvais cholestérol (LDL) et protègent le bon cholestérol (HDL) dans le sang. Chez les femmes diabétiques, ce type de gras peut améliorer la pression artérielle et la réponse insulinique. Plusieurs aliments du célèbre régime méditerranéen contiennent des gras monoinsaturés et s'intègrent facilement dans le menu quotidien.

Tableau 28
Aliments riches en gras monoinsaturés (oméga-9)

Huile d'olive extra-vierge	Amandes, noisettes et pistaches
Huile de colza	Noix de cajou
Huile d'arachide	Beurre de cacahuètes
Huile de noisette	Huile d'avocat et avocat
Huile de sésame et graines de sésame	Olives
Huile de pistache	

OPTIONS SANTÉ :

- Utilisez de l'huile d'olive extra-vierge dans les vinaigrettes et pour la cuisson.
- Utilisez un peu d'huile de noisette mélangée à de l'huile d'olive, et vous aurez une vinaigrette très savoureuse.
- Utilisez une huile de sésame pour un plat asiatique.
- Grignotez des amandes ou des pistaches comme collation.
- Remplacez la chapelure par des graines de sésame grillées.
- Savourez un bel avocat de temps en temps.
- Favorisez ce type de gras s'il y a un problème de diabète.

LES MAUVAIS GRAS TRANS

On qualifie de « mauvais gras » ceux qui n'apportent aucun bénéfice pour la santé. Les gras trans font non seulement augmenter le mauvais cholestérol (LDL) et diminuer le bon cholestérol (HDL), mais ils augmentent aussi les risques de maladies cardiovasculaires et ils nuisent à l'action bénéfique des oméga-3. Jusqu'à tout récemment, l'industrie alimentaire utilisait allègrement les gras trans un peu partout à cause de leur grande stabilité chimique et de leur longue durée de conservation. L'industrie de la restauration rapide en a également abusé dans ses fritures, ses beignets et autres fantaisies. Puis, certains pays ont pris conscience des effets dévastateurs de ces gras. En 2004, le Danemark a banni les gras trans du pays. En 2006, le gouvernement canadien imposait des réductions significatives de gras trans dans les huiles, les margarines et autres aliments préparés. Une première série d'analyses effectuées en 2007 sur des aliments servis dans les chaînes de restauration rapide et sur des aliments offerts dans les supermarchés a montré certains progrès. On a vu des baisses importantes de gras trans dans plusieurs aliments, ce qui est une excellente nouvelle.

Tableau 29
Aliments riches en gras trans*

Margarines hydrogénées Huiles partiellement hydrogénées	Biscuits apéritifs, biscuits et craquelins Beignets et barres de céréales Pizzas surgelées Poissons surgelés panés Croutes de tarte
Fritures parmi les pires : (filets de poisson, bouchées de poulet, frites de Burger King), rondelles d'oignons (A&W, Harvey's)**	Chaussons aux pommes (McDonald's et Burger King)**

** Toujours lire les tableaux de la valeur nutritive.*
*** Données publiées par Santé Canada en décembre 2007, [www.hc-sc.gc.ca/fn-an/nutrition/gras-trans-fats/tfa-age-fra.php].*

OPTIONS SANTÉ :

- Maintenez l'apport de gras trans à 0 ou presque.
- Vérifiez la liste des ingrédients en plus du tableau de la valeur nutritive.
- Laissez le produit au supermarché si le mot *hydrogéné* figure sur la liste des ingrédients ;
- Évitez les fritures et les plats frits de la restauration rapide.

LES AUTRES GRAS

Les gras saturés font augmenter le mauvais cholestérol (LDL), mais ne nuisent pas au bon cholestérol (HDL). Par ailleurs, ils n'apportent aucun autre bénéfice. Ce type de gras est surtout présent dans les aliments d'origine animale comme le beurre, la crème, les fromages et les viandes grasses.

Tableau 30
Aliments riches en gras saturés

Bœuf, veau, porc et agneau	Beurre
Bacon et pancetta	Lard et saindoux
Charcuteries	Huile, noix et lait de coco
Fromages affinés et fromages frais	Huile de palme et huile de palmiste
Crèmes 10 et 15 %	Crème glacée et crème à fouetter

Tableau 31
Teneur en gras saturés de certains aliments

Aliments	Quantité	Gras saturés (g)
Viande, volaille, poisson et œuf		
Saucisse de porc	100 g	12
Rôti de bœuf	100 g	6,7
Bœuf haché maigre	100 g	5,6
Porc haché maigre	100 g	5,3
Veau haché	100 g	3,0
Foie de veau cuit sans gras	100 g	2 à 3,3
Bacon	2 tranches	2,2

Aliments	Quantité	Gras saturés (g)
Œuf	1 gros	2,2
Blanc de poulet sans la peau	100 g	1,7
Blanc de dinde sans la peau	100 g	1
Filet de porc	100 g	1
Saumon	100 g	0,7
Poisson à chair blanche	100 g	0,5 à 1,5
Fromages		
Cheddar	30 g	7
Fromage ricotta léger	125 ml (½ tasse)	6,5
Brie, camembert, emmental, suisse ou gruyère	30 g	5
Mozzarella 15 % mg	30 g	4
Fromage à la crème	15 ml (1 c. à soupe)	3
Produits laitiers		
Crème fouettée	125 ml	28
Crème glacée	125 ml	5 à 8
Lait entier 3,25 %	250 ml	5
Lait demi-écrémé	250 ml	2, 5
Lait écrémé	250 ml	0,3
Boisson de soja	250 ml	0,6
Yogourt 2,5 %	125 ml	3,2
Yogourt 0,1 %	125 ml	0

Aliments	Quantité	Gras saturés (g)
Autres aliments		
Noix de coco séchée, filamentée	125 ml	15
Chocolat au lait et amandes	1 barre de 55 g	14
Beurre	15 ml	11
Huile de palme	15 ml	6,7
Saindoux	15 ml	5
Gras de canard	15 ml	4,3
Huile d'olive	15 ml	1,8
Margarine non hydrogénée	15 ml	1,5
Huile de colza	15 ml	1
Mélange de noix	15 ml	0,8

OPTIONS SANTÉ :

- Maintenez un apport d'environ 15 g par jour, pour un meilleur contrôle du cholestérol sanguin et un bon équilibre alimentaire.
- Réduisez les portions de viandes grasses.
- Oubliez le plateau de fromages après un repas de viande.
- Remplacez le beurre par l'huile d'olive dans la cuisson.
- Oubliez le beurre sur le pain.
- Remplacez la crème par la préparation crémeuse de soja.
- Vérifiez le contenu en gras saturés sur le tableau de la valeur nutritive des fromages, des produits laitiers riches et des charcuteries, car il s'agit d'importantes sources de ce type de gras.

Enfin, d'autres gras **appelés oméga-6** (plus souvent identifiés comme des polyinsaturés) favorisent la croissance de tous les tissus, y compris les tissus cancéreux. Ils entraînent aussi des réactions inflammatoires et font la compétition aux oméga-3. On ne peut les éliminer parce qu'ils sont présents dans une foule d'aliments dont plusieurs demeurent intéressants et qu'ils sont indispensables à l'organisme en quantité raisonnable. Or nous en consommons trop. On n'a aucun avantage à leur accorder trop de place, d'autant qu'ils nuisent à l'action bénéfique des oméga-3.

Tableau 32
Aliments riches en oméga-6

Huile de carthame	Pignons
Huile et graines de tournesol	Huile et graines de citrouille
Huile de maïs	Huile et graines de chanvre
Huile de pépins de raisin	

OPTIONS SANTÉ :

- Ne recherchez pas les aliments riches en oméga-6 pour ne pas nuire aux oméga-3.
- Oubliez les suppléments d'oméga-3-6-9 qui nuisent aux oméga-3 et qui fournissent deux types de gras, les oméga-6 et 9, qui sont faciles à trouver dans les aliments.

QUE PENSER DU CHOLESTÉROL DANS LES ALIMENTS ?

La confusion entre le cholestérol alimentaire et celui qui est présent dans le sang règne depuis toujours. Dommage, car le mauvais rôle que l'on attribue au cholestérol alimentaire n'a pas sa raison d'être. Le cholestérol présent dans les aliments d'origine animale (jaune d'œuf, abats et crustacés) a moins d'effets négatifs sur le cholestérol sanguin que les gras trans et les gras saturés. Les chercheurs de Harvard qui coordonnent l'étude des 80 000 infirmières (*Nurses' Health Study*) ont noté qu'un ajout quotidien de 200 mg de cholestérol par 1 000 calories n'augmentait pas les risques cardiovasculaires chez ce groupe de femmes.

OPTIONS SANTÉ :

- Évitez autant que possible les gras trans et limitez votre consommation de gras saturés à environ 15 g par jour, plutôt que de chasser les aliments riches en cholestérol de votre assiette.
- Mangez des crevettes et du homard, car ils sont savoureux, riches en oméga-3 et non nuisibles à la santé cardiovasculaire.
- Mangez sans remords 4 œufs par semaine et choisissez des œufs riches en oméga-3, si désiré.

QUE PENSER DES POLLUANTS DANS LES POISSONS RICHES EN OMÉGA-3 ?

Malheureusement, on ne peut nier la présence de mercure et autres contaminants dans les poissons de nos lacs, rivières et océans. Malgré cette réalité, la communauté scientifique souligne les bénéfices d'une consommation régulière de poisson et évalue que ces bénéfices dépassent largement les risques associés aux contaminants, même pour les femmes enceintes ou qui allaitent. Les efforts de dépollution menés au cours des vingt dernières années ont amélioré la qualité des poissons.

Des tests pour évaluer les contaminants dans la chair des poissons d'élevage, comparativement aux poissons sauvages, ont révélé que le saumon et la truite arc-en-ciel d'élevage renferment généralement moins de polluants que les espèces sauvages.

Les poissons qui se nourrissent d'autres poissons comme le doré, le brochet, etc. (su : le touladi, l'achigan et le maskinongé) accumulent plus de polluants comme le mercure, il faut donc en manger moins souvent. Les jeunes poissons de petite taille sont toutefois moins contaminés que les gros poissons. Les femmes enceintes et celles qui allaitent peuvent manger sans inquiétude l'omble de fontaine, l'éperlan, l'alose, le cabillaud, le flétan, la sole, la plie, le thon pâle en conserve, le saumon et la truite d'élevage ainsi que le saumon sauvage.

OPTIONS SANTÉ :

- Limitez la consommation des poissons les plus pollués à deux repas de 230 g par mois.
- Choisissez de petits poissons, quand c'est possible, car ils sont moins pollués.
- La femme enceinte et celle qui allaite doivent limiter leur consommation de thon frais, de requin et d'espadon à un repas de 230 g par mois.

QUE PENSER DES SUPPLÉMENTS D'OMÉGA-3 ?

La gélule n'aura jamais la même saveur qu'un filet de saumon poché, mais elle rend service aux femmes qui n'aiment pas le poisson et qui n'en mangent pas. Les oméga-3 vendus comme suppléments regroupent deux types d'oméga-3, les EPA et les DHA. Ces deux acides gras n'agissent pas de la même façon. Selon l'objectif souhaité, le type de supplément peut varier :

- la femme qui a une humeur dépressive choisira un supplément plus riche en EPA ;
- celle qui a des problèmes cardiaques choisira un supplément plus riche en DHA ;
- la femme enceinte qui souhaite favoriser le développement cognitif et l'acuité visuelle de son bébé choisira un supplément qui fournira au moins 200 mg DHA ;
- la femme en bonne santé qui ne mange pas souvent de poisson optera pour un supplément qui fournit autant de DHA que d'EPA.

Pour résumer :

- *le cholestérol contenu dans les aliments n'est pas le grand vilain de l'histoire ;*
- *les bons gras protègent contre les problèmes cardiovasculaires ;*
- *les noix renferment de bons gras ;*
- *la femme enceinte peut bénéficier d'un supplément renfermant 200 mg de DHA ;*
- *les œufs peuvent faire partie du menu ;*
- *les poissons gras sont plus riches en acides gras oméga-3 que les poissons maigres ;*
- *l'huile d'olive extra-vierge peut être utilisée pour la cuisson à feu doux.*

Chapitre 10

Faire une place à la vitamine D

On oublie souvent la vitamine D, car ce n'est pas une vitamine comme les autres. Elle a besoin de l'action des rayons solaires pour être synthétisée dans la peau. Mais encore faut-il des rayons solaires qui atteignent la peau dans le bon angle et au bon moment, comme ils le font toute l'année à l'équateur. Or, en France, la situation est différente. Au nord du 40e parallèle, les bons rayons UVB sont présents seulement au printemps et à l'été. De plus, cette vitamine ne se trouve que dans très peu d'aliments. Il n'est donc pas surprenant de constater une carence généralisée dans nos régions. S'ajoute à cette réalité le fait que, pendant des années, les experts ont mal évalué nos besoins réels, faute de tests adéquats pour dépister l'état nutritionnel en vitamine D d'une personne. Le bon test n'a fait son apparition dans les laboratoires qu'à la fin du XXe siècle. Parallèlement à la mise au point de ce test, les chercheurs ont découvert de nouveaux rôles intéressants de la vitamine ainsi que les effets pervers d'une carence en cette vitamine.

La vitamine D demeure la complice attitrée du calcium, car elle en augmente l'absorption de 45 à 65 %, mais ce n'est pas son seul rôle. On en apprendra encore beaucoup sur cette vitamine.

LES NOUVEAUX RÔLES DE LA VITAMINE D

On sait que la bonne dose de vitamine D prévient le rachitisme, cette déformation osseuse qui frappe les tout-petits. On sait aussi que la vitamine D peut prévenir l'ostéomalacie, ce ramollissement des os qui survient à un âge avancé et qui est une maladie différente de l'ostéoporose. Jusqu'à tout récemment, les données scientifiques s'arrêtaient là.

Mais grâce à des recherches qui ont été menées partout sur la planète depuis peu, le rôle de la vitamine D s'est étendu de façon exceptionnelle. On sait maintenant que presque tous les tissus et cellules de l'organisme ont des récepteurs de vitamine D, ce qui signifie que cette vitamine agit sur plusieurs tissus, en plus d'avoir une action sur les os et le calcium. Elle semble pouvoir :

- activer le système immunitaire inné du bébé et diminuer les risques de diabète de type 1 chez le jeune enfant ;
- diminuer les risques de maladies auto-immunes comme l'arthrite rhumatoïde et la sclérose en plaques ;
- atténuer les risques d'hypertension associés à l'âge ;
- inhiber en partie la réponse inflammatoire et retarder le vieillissement cellulaire ;
- améliorer la production d'insuline ;
- améliorer la force musculaire et réduire les chutes ;
- nuire aux cellules cancéreuses en réduisant leur prolifération, en limitant l'angiogenèse (formation de vaisseaux sanguins au service des cellules cancéreuses) et en stimulant l'apoptose (mort des cellules malignes).

Ainsi, les auteurs des deux grandes études menées auprès de plusieurs dizaines de milliers de femmes, la *Nurses' Health Study* et la *Women's Health Initiative*, ont noté que, lorsque le taux sanguin de vitamine D atteint le seuil de 80 nmol/L, les risques de cancer colorectal et de cancer du sein sont deux fois moins élevés.

Cette liste des divers rôles de la vitamine D peut surprendre, il va sans dire, mais elle reflète l'état actuel des connaissances. C'est une invitation à réévaluer non seulement son apport quotidien, mais son état nutritionnel en vitamine D.

LE DÉPISTAGE DE L'ÉTAT NUTRITIONNEL DE VITAMINE D

Plusieurs laboratoires peuvent maintenant doser le niveau sanguin de 25 (OH) vitamine D, soit le marqueur de vitamine D dans le sang. Les résultats montrent bien la carence ou la suffisance en vitamine D.

Tableau 33
Dosages de la vitamine D : 25 (OH) vitamine D

État nutritionnel	Unités métriques	Unités molaires
Déficience	20 ng/ml	50 nmol/L
Insuffisance	21 à 29 ng/ml	52 à 72 nmol/L
Suffisance	30 à 40 ng/ml	75 à 100 nmol/L
Intoxication	150 ng/ml	374 nmol/L

Le taux optimal de vitamine D dans le sang se situe entre 75 et 100 nmol/L. À l'intérieur de ces valeurs, la vitamine D offre la protection maximale de la santé osseuse, diminue au minimum les risques de fractures et réduit les risques de certains cancers et de maladies auto-immunes. Selon les grands chercheurs dans le domaine, un taux de vitamine D dans le sang inférieur au niveau souhaité ne donne pas la protection désirée. Si l'on considère les bénéfices escomptés et la facilité de corriger une déficience, un dosage annuel ne semble pas un luxe.

Une intoxication par excès de vitamine D survient rarement et n'a rien à voir avec les doses maximales tolérables citées dans les manuels de nutrition depuis des années. Il faudrait avaler 50 000 unités internationales de vitamine D par jour, soit plus de 300 capsules d'huile de foie de morue par jour pendant plusieurs mois pour atteindre le niveau toxique dans le sang de 374 nmol/L (150 ng/ml).

UNE CARENCE GÉNÉRALISÉE

Encore une fois, la femme semble plus vulnérable que l'homme à une carence en vitamine D. Elle travaille moins souvent à l'extérieur, s'expose moins aux rayons solaires et utilise plus souvent les écrans solaires qui bloquent les rayons UVB.

De fait, plusieurs études récentes révèlent des carences chez des femmes de toutes les générations, carence vérifiée par le dosage du 25 (OH) vitamine D dans le sang. Un nombre important de femmes manquent de vitamine D et, parmi celles-ci :

- une préadolescente sur deux de l'État du Maine, en Nouvelle-Angleterre ;
- quatre femmes noires sur dix de 15 à 49 ans, qui vivent aux États-Unis ;
- une jeune femme sur quatre vivant en Alberta, malgré la prise d'un supplément de 400 UI de vitamine D ;
- sept femmes qui sont enceintes et sept femmes qui allaitent sur dix, malgré la prise d'un supplément prénatal contenant 400 UI de vitamine D, et 80 % de leurs nouveau-nés ;

- une femme postménopausée sur deux, malgré un traitement contre l'ostéoporose ;
- la majorité des femmes qui ont une fracture de la hanche ;
- de 40 à 100 % des femmes de 65 ans et plus, celles qui ont la carence la plus élevée vivent en institution ;
- jusqu'à la moitié des femmes qui vivent dans les pays arabes, faute d'exposition aux rayons du soleil.

LES FEMMES LES PLUS VULNÉRABLES

La femme qui a la peau foncée riche en mélanine (pigment de la peau) résiste à l'entrée des rayons UVB. Elle a besoin de s'exposer au soleil cinq fois plus longtemps qu'une femme à la peau blanche pour produire la même dose de vitamine D.

La femme enceinte et celle qui allaite manquent souvent de vitamine D, malgré la prise de supplément prénatal. Le bébé naît alors sans réserves de vitamine D.

La femme obèse ne réussit pas à produire suffisamment de vitamine D, car le tissu gras emprisonne la vitamine qui n'arrive pas à circuler adéquatement.

La femme qui utilise un écran solaire systématiquement pour se protéger contre les rayons UVB nuit à la production de vitamine D. L'écran solaire dont le facteur de protection est de 8 réduit de 92,5 % la production de vitamine D. Un facteur de protection de 15 réduit de 99 % la production de vitamine D.

La femme en ménopause et en postménopause, dont l'ossature perd un peu de sa densité, dont les risques d'ostéoporose augmentent au fil des ans et dont les suppléments habituels ne suffisent pas.

La femme âgée n'a plus la même capacité de production de vitamine D, malgré une exposition solaire équivalente. On mentionne une baisse de 75 % par rapport à la capacité d'une femme de 20 ans.

La femme qui ne s'expose jamais au soleil ne peut produire suffisamment de vitamine D. On note une plus grande incidence de carence en vitamine D chez les femmes voilées.

La femme qui doit prendre des médicaments (voir tableau 34) absorbe moins bien la vitamine D.

Tableau 34
Médicaments qui nuisent à l'absorption de la vitamine D

Médicament	Effets
Antiacides à base d'aluminium et de magnésium : Amphogel, Diovol, Maalox, Mylanta, Univol Riopan, Riopan Extra, Riopan plus.	Diminuent à long terme l'absorption de la vitamine D.
Certains hypolipidémiants : PMS-Cholestyramine, Questran, Colestid, Novo-Cholamine, Syn-Cholestyramine.	Diminuent l'absorption de la vitamine D.
Laxatifs stimulants : Prodiem plus, PMS-Sennosides, Sennatabs, Senokot, Senekot/S.	Diminuent à long terme l'absorption de la vitamine D.
Antagonistes des récepteurs H2 : Cimetidine, Tagamet, Peptol, Nu-Cimet.	Interfèrent avec l'enzyme qui potentialise la vitamine D au niveau du foie.
Régulateurs de calcium : Fosamax, Didrocal, Didronel.	Réduisent la production de la forme active de vitamine D au niveau du rein.

Laxatifs lubrifiants : Agarol, Lansoyl.	Réduisent l'absorption de la vitamine D.
Glucocorticoïdes : Prednisone (dont Deltasone), Cortef, Solu-Cortef, Medrol, Solu-Medrol, Betnesol, Celestone, Decadron, Dexasone, Hexadral, Phosphate, Florinef.	Augmentent les besoins en vitamine D.
Anticonvulsivants : Phénobarbital, Depakène, – carbamazépine, Epival, Dilantin, Apo-Primidone, Mysoline, Sertan.	Inactivent la vitamine D et en diminuent les réserves.
Relaxants musculaires : Apo-Baclofen, Lioresal, Nu-Baclo, PMS-Baclofen.	Accentuent la dégradation de la vitamine D3 en forme inactive.
Anticoagulants : Héparine Leo, Hepaléan.	À long terme, nuisent au métabolisme de la vitamine D et peuvent entraîner de l'ostéoporose.
Antituberculeux : Rifadin, Rofact.	Inhibent le métabolisme de la vitamine D, ce qui peut entraîner une déficience.

LE SOLEIL N'EST PAS TOUJOURS FIABLE

Les rayons du soleil d'hiver réjouissent le cœur, mais ne nous parviennent pas dans un angle favorable à la production de vitamine D, même si l'on expose son visage sans écran solaire. Il faut attendre le printemps pour bronzer et produire un peu de vitamine D. Par ailleurs, 30 minutes d'exposition en maillot de bain (sans écran solaire), sous un soleil d'été à l'heure du midi, suffisent à une production significative de vitamine D. Mais il n'est pas nécessaire de prendre un coup de soleil pour autant...

Tableau 35
L'efficacité des rayons solaires au nord du 40e parallèle (Canada et France)

Période de l'année	De mars à octobre
Bonnes heures d'ensoleillement	De 10 h à 15 h
Durée d'exposition	De 5 à 30 minutes
Fréquence	Deux fois par semaine
Peau exposée	Bras et jambes

LES DOSES RECOMMANDÉES

L'enrichissement du lait avec de la vitamine D dans les années 1950 a éradiqué ou presque les problèmes de rachitisme et d'ostéomalacie, mais cette mesure ne suffit plus pour bénéficier pleinement de cette vitamine. Les doses requises dépassent largement le contenu en vitamine D de quelques verres de lait par jour.

Tableau 36
Doses recommandées de vitamine D

La femme enceinte	2 000 UI par jour. Permet au bébé de naître avec des réserves de vitamine D, d'activer son système immunitaire inné et de prévenir le diabète de type 1. *Source : Société canadienne de pédiatrie, 2007.*
La femme qui allaite	2 000 UI par jour. Augmente la valeur du lait maternel et favorise la croissance optimale du bébé. *Source : Société canadienne de pédiatrie, 2007.*
La femme adulte	800 à 1 000 UI par jour. Maintient un bon état nutritionnel, réduit les risques de certains cancers et des maladies auto-immunes. *Sources : Société canadienne du cancer, 2007, Société canadienne d'ostéoporose, 2007 et Association canadienne de dermatologie, 2007.*
La femme ménopausée	1 000 à 2 000 UI par jour. Maintient un bon état nutritionnel, favorise une santé osseuse optimale, réduit les risques de certains cancers et des maladies auto-immunes. *Source : Holick, 2007.*
La femme de 65 ans et plus	1 000 à 2 000 UI par jour. Permet de maintenir un bon état nutritionnel, favorise une meilleure force musculaire, prévient les chutes et réduit les risques de fractures. *Source : Holick, 2007.*
La femme qui a des calculs rénaux	Ne doit pas prendre plus de 1 000 UI par jour. Ne pas avoir plus de 75 nmol/L dans le sang. *Source : Holick, 2007.*

LES SOURCES ALIMENTAIRES DE VITAMINE D

Contrairement aux autres vitamines, seulement un certain nombre d'aliments contiennent de la vitamine D. On la trouve surtout dans la chair des poissons gras qui nagent en surface et qui captent les rayons solaires. On en trouve aussi dans quelques produits enrichis.

Tableau 37
Principales sources alimentaires de vitamine D

Aliments	Quantité	Contenu en vitamine D
Saumon frais, sauvage	100 g	600 à 1 000 UI*
Saumon frais d'élevage	100 g	100 à 250 UI
Saumon en conserve	100 g	300 à 600 UI
Sardines en conserve	100 g	Environ 300 UI
Maquereau en conserve	100 g	Environ 250 UI
Thon blanc en conserve	100 g	Environ 230 UI
Huile de foie de morue	5 ml (1 c. à thé)	400 à 1 000 UI
Foie de morue	100 g	1 760 UI
Crevettes	85 g	170 UI
Jaune d'œuf	1	Environ 20 UI
Lait entier, 2 % ou écrémé	250 ml	100 UI
Boisson de soja enrichie	250 ml	100 UI

* *UI : unités internationales.*

LES SUPPLÉMENTS DE VITAMINE D

Le manque de bons rayons solaires pendant plusieurs mois par année et le peu d'aliments riches en vitamine D imposent la prise d'un supplément de vitamine D l'automne et l'hiver, sinon toute l'année. La majorité des chercheurs recommande un supplément à base de vitamine D3 parce qu'il est plus efficace que celui qui est à base de vitamine D2. Cette information se trouve sur le contenant du supplément ou de l'aliment enrichi.

Tableau 38
Principaux suppléments de vitamine D

Supplément	Quantité	Contenu en vitamine D3
Multivitamine traditionnelle	1 comprimé	400 UI à 600 UI
Certaines multivitamines	2 comprimés	800 UI
Huile de foie de morue liquide	5 ml (1 c. à thé)	460 UI
Huile de foie de morue	1 gélule	135 à 200 UI

LES CONDITIONS FAVORABLES

Un manque de magnésium dans l'alimentation empêche l'organisme de bien utiliser les suppléments de vitamine D (voir chapitre 11, p. 205).

Les recherches nous révéleront sans doute d'autres secrets sur la vitamine D.

Chapitre 11

Favoriser la consommation de magnésium

Le magnésium n'est pas aussi populaire que le calcium ou le fer. Dommage qu'il ne fasse pas la manchette, car il joue un rôle crucial dans le maintien d'une bonne santé. On le trouve dans les aliments bénéfiques pour la santé, comme les céréales entières, de beaux légumes verts, le soja, les légumineuses et les noix. C'est le partenaire d'aliments riches en fibres alimentaires et en vitamine B6. Il est malmené par l'industrie alimentaire, puisque le raffinage des aliments le détruit en grande partie. Le riz blanc, par exemple, renferme trois fois moins de magnésium que le riz brun. Le pain blanc, quatre fois moins de magnésium qu'un pain complet, les pâtes blanches, deux fois moins que les pâtes intégrales ou complètes, et la liste des pertes s'allonge. La consommation importante d'alcool cause également des pertes de magnésium. Le pouvoir du magnésium ne doit donc pas être sous-estimé.

UN RÔLE INSOUPÇONNÉ

Plus de 50 % du magnésium se trouve dans les os et près de 40 % dans les cellules musculaires. Cet élément minéral joue un rôle important dans le maintien de la stabilité de l'os. De plus, il convertit en énergie une partie des protéines, des glucides et des gras que l'on mange, ce qui n'est pas peu dire. Il active une multitude d'enzymes et demeure le complice privilégié des vitamines du complexe B. Il favorise la détente musculaire, y compris celle du muscle cardiaque.

Il joue un rôle majeur dans le célèbre régime DASH (Dietary Approaches to Stopping Hypertension) pour réduire l'hypertension. Lorsque le corps manque de magnésium, il réagit de plusieurs façons. Ainsi, un manque de magnésium provoque des crampes musculaires, augmente les risques d'accouchement prématuré, nuit au contrôle de l'hypertension et accroît les risques de diabète. Mais le manque de magnésium n'attire guère l'attention, sauf lorsqu'il s'agit d'une carence sévère.

Aux États-Unis, on évalue que seule une femme sur quatre satisfait ses besoins en magnésium. Un menu bien arrosé, qui accorde beaucoup de place aux aliments raffinés (riz blanc, pâtes blanches, pain blanc, biscuits, et autres), est à la fois pauvre en magnésium et nuit à son absorption, car il en accentue les risques de déficit. Il n'est pas rare de passer à côté de la bonne dose de magnésium…

LE CŒUR DES FEMMES ET LE MAGNÉSIUM

La célèbre étude *Nurses' Health Study,* faite sur une population d'infirmières et menée par des chercheurs de Harvard révèle que les femmes qui ont une alimentation plus riche en magnésium s'assurent d'une protection additionnelle contre l'élévation de marqueurs de l'inflammation et le dysfonctionnement de la paroi interne des vaisseaux sanguins, deux éléments de prévention cardiovasculaire. Par contre, une femme dont l'alimentation est pauvre en magnésium sent son cœur battre plus vite, elle peut aussi éprouver une baisse d'énergie et un besoin additionnel d'oxygène pour accomplir une tâche ordinaire. Son muscle cardiaque devient irritable. Elle peut souffrir d'arythmie, un trouble du rythme cardiaque. Ces malaises peuvent survenir malgré des résultats d'analyse sanguine quasi normaux.

De fait, un manque de magnésium a des répercussions sur un peu tous les systèmes qui touchent la santé du cœur. Il provoque une élévation du taux de sucre dans le sang, diminue le bon cholestérol (HDL), augmente les risques d'hypertension et de diabète de type 2, et mène à ce que l'on appelle le syndrome métabolique. Une femme qui souffre du syndrome métabolique multiplie par deux ou trois ses risques d'accidents cardiovasculaires.

Tableau 39
Description du syndrome métabolique chez la femme

Tour de taille	Supérieur à 88 cm
Triglycérides sanguins	Supérieurs ou égaux à 1,7 mmol/L
Bon cholestérol (HDL)	Inférieur à 1,3 mmol/L
Tension artérielle	Supérieure ou égale à 130/85
Sucre dans le sang, à jeun	Supérieur ou égal à 6,1 mmol/L

PARMI LES FEMMES LES PLUS VULNÉRABLES

L'adolescente a des besoins plus grands en magnésium, toutes proportions gardées, que la femme adulte. Sa consommation actuelle laisse à désirer. Le manque de magnésium et de vitamine B6 a été lié, entre autres, à une tension prémenstruelle dont souffrent si souvent les jeunes filles.

La femme enceinte a des besoins très élevés afin de pouvoir répondre aux exigences croissantes du fœtus tout au long de la grossesse et prévenir les contractions prématurées.

La femme qui allaite fournit au bébé environ 40 mg de magnésium par jour dans son lait maternel. Pour ne pas entamer ses propres réserves, elle doit augmenter sa ration quotidienne.

La femme qui prend des suppléments de calcium dans des doses supérieures à ses besoins nuit à l'absorption du magnésium, car les deux minéraux recherchent les mêmes transporteurs au niveau de l'intestin et se nuisent au moment de l'absorption. Mieux vaut limiter la quantité totale de calcium à 1 000 mg par jour, comprenant les aliments et les suppléments.

La femme adulte qui mange sucré, raffiné et qui adore le vin puise dans ses réserves de magnésium. Si elle veut protéger ses os, ses muscles et son cœur, si elle veut prévenir les crampes nocturnes et mieux dormir, elle a avantage à modifier son alimentation en consommant régulièrement plus d'aliments riches en magnésium.

La femme de 65 ans et plus qui manque d'appétit, mange moins et absorbe moins bien le magnésium. Elle limite souvent sa consommation d'aliments riches en fibres alimentaires comme les céréales complètes et réduit, par le fait même, les bonnes sources de magnésium. Elle court un risque plus élevé de déficience.

La femme hospitalisée est plus sujette à un manque de magnésium. Une personne hospitalisée sur dix souffre d'une telle déficience. Celle qui relève d'une opération chirurgicale ou qui prend des diurétiques doit surveiller son apport en magnésium et recourir à un supplément, au besoin. Elle peut même bénéficier d'une dose qui excède les apports recommandés (voir le tableau 40).

La femme qui souffre d'arythmie ou d'hyperlipidémie peut bénéficier d'une dose d'au moins 400 mg par jour.

La grande sportive a des besoins particulièrement élevés en magnésium. La marathonienne qui court dans un climat chaud perd plus de magnésium qu'en temps normal. Chaque effort physique exceptionnel occasionne des pertes de magnésium. Il faut donc faire le suivi approprié.

Tableau 40
Apports nutritionnels recommandés (ANR) ou besoins en magnésium au cours d'une vie

Périodes de la vie d'une femme	Besoins quotidiens en magnésium (mg)
9 à 13 ans	240
14 à 18 ans	360
19 à 30 ans	310
31 ans et plus	320
Grossesse	
19 à 30 ans	350
31 à 50 ans	360
Allaitement	
19 à 30 ans	310
31 à 50 ans	320

Source : *Apports nutritionnels de référence (ANREF), 2001.*

LA FEMME MOINS VULNÉRABLE

La femme végétarienne est la mieux servie de toutes les femmes sur ce chapitre ! Elle a les mêmes besoins que les autres, mais elle consomme plus de magnésium grâce à son menu riche en légumes, en légumineuses, en graines et en produits céréaliers complets Dans ce groupe de la population, l'incidence d'hypertension est moins élevée, entre autres grâce à une plus grande consommation de magnésium.

LES RISQUES D'INTOXICATION

Il est presque impossible de manger trop d'aliments riches en magnésium. Par contre, il est facile d'avaler trop de suppléments de magnésium ou de sel de magnésium. L'intoxication se manifeste alors par une diarrhée, des nausées et des crampes abdominales.

L'ART DE CONSOMMER SUFFISAMMENT DE MAGNÉSIUM

Le magnésium se trouve dans une foule d'aliments extrêmement nutritifs, mais il a partiellement disparu des aliments raffinés. Un virage vers les céréales entières s'impose, et l'intégration au menu des légumineuses est un très bon choix. Certains aliments faciles à trouver et à cuisiner renferment de belles quantités de magnésium, voici des exemples :

- 125 ml de son d'avoine fournit 60 mg ;
- 250 ml de céréales de blé complet fournit 50 mg ;
- un sachet de flocons d'avoine fournit 51 mg ;
- 125 ml de riz brun cuit fournit 42 mg ;
- 125 ml de riz sauvage cuit fournit 52 mg ;
- 250 ml de spaghetti de blé complet fournit 42 mg ;
- 250 ml de haricots noirs ou blancs cuits fournit 121 mg ;
- 250 ml de haricots rouges cuits fournit 80 mg.

LES CONDITIONS FAVORABLES

Un milieu acide favorise l'absorption du magnésium. Cela signifie que toute consommation d'aliments favorise cette absorption, car elle stimule la sécrétion d'acide dans l'estomac.

LES CONDITIONS DÉFAVORABLES

Le fait de consommer de grandes quantités de calcium augmente à la fois les pertes et les besoins en magnésium. Un excès de calcium impose nécessairement un ajustement de la consommation de magnésium, de façon que le rapport soit de deux pour un : deux parts de calcium pour une part de magnésium (voir tableau 44, Menus comparatifs – Magnésium, p. 214).

Une alimentation très grasse peut nuire à l'absorption du magnésium au niveau de l'intestin.

Des excès de sucre et d'alcool augmentent à la fois les pertes et les besoins en magnésium.

Les diurétiques entraînent une élimination du magnésium.

Comme on trouve du magnésium dans les aliments les plus riches en fibres alimentaires, ces dernières ne lui nuisent pas, même si, théoriquement, il en est question. En réalité, magnésium et fibres font bon ménage.

Plusieurs aliments renferment plus de magnésium que la moyenne et constituent les meilleurs placements. Quant aux placements exceptionnels, certains peuvent faire partie du menu quotidien.

Tableau 41
Les meilleurs placements en magnésium

Aliment	Quantité	Magnésium (mg)
Céréales de blé complet	125 ml	123
Son de blé	125 ml	183
Germe de blé	60 ml	125
Épinards cuits	250 ml	130

Bettes à carde cuites	250 ml	160
Légumineuses cuites	250 ml	100
Graines de sésame non décortiquées	30 ml	64
Graines de tournesol	30 ml	66
Tofu ferme régulier	125 ml	127
Fèves de soja cuites	250 ml	114
Edamames (fèves de soja fraîches, cuites)	250 ml	148
Riz brun cuit	125 ml	45

COMMENT CUISINER DES ALIMENTS QUI RENFERMENT DU MAGNÉSIUM

Enrichir un menu en magnésium, c'est cuisiner plus souvent des plats à base de légumineuses ou de soja, c'est servir de beaux légumes verts comme les épinards ou la bette à carde cuits à la vapeur, nature ou dans les potages, c'est aussi :

- utiliser du germe de blé ou du son d'avoine à la place de la chapelure pour enrober les filets de poisson ou les blancs de poulet ;
- remplacer graduellement les pâtes blanches par des pâtes complètes ;
- remplacer la feuille de laitue, dans les sandwichs, par de belles feuilles d'épinard ;
- ajouter quelques amandes grillées ou hachées ou quelques graines de tournesol à la salade de crudités et épinards ;

- servir du brocoli 2 ou 3 fois par semaine, cuit à la vapeur, à la chinoise, préparé en salade tiède ou en potage ;
- incorporer des légumineuses à la sauce des spaghettis ;
- préparer quelques bons plats à base de tofu ;
- saupoudrer les céréales du matin de graines de tournesol ou de sésame ;
- ajouter une poignée d'amandes ou de graines de tournesol au fruit frais de la collation ;
- ajouter quelques cuillerées de germe de blé ou de graines de sésame au riz brun, en fin de cuisson.

Essayez de nouvelles recettes, comme celles qui suivent.

Potage aux légumes très verts – 3 portions

Laver et assécher 450 g de bettes à carde. Couper les tiges blanches et conserver la partie verte des feuilles pour le potage. Dorer 1 oignon tranché dans 15 ml (1 c. à soupe) d'huile d'olive jusqu'à ce qu'il soit transparent. Ajouter 500 ml (2 tasses) de bouillon de poulet et 375 ml (1 ½ tasse) de pois verts surgelés. Porter à ébullition et laisser mijoter 5 à 8 minutes. Retirer du feu et ajouter les bettes à carde. Porter de nouveau à ébullition. Retirer du feu et verser dans le bol du mixeur. Mélanger jusqu'à consistance onctueuse. Verser dans la casserole et réchauffer le tout. Ajouter un peu de jus de citron. Au moment de servir, saupoudrer de menthe poivrée fraîche finement coupée.

Chaque portion renferme 120 mg de magnésium.

Crème velours tofu banane – 2 portions

Verser dans le mixeur 150 g de tofu soyeux ferme, une banane mûre, le zeste d'un citron fraîchement râpé et 30 ml (2 c. à soupe) de jus d'orange. Mélanger jusqu'à consistance onctueuse. Verser dans des coupes à dessert. Garnir de quelques quartiers d'orange pelés à vif, si désiré.

Chaque portion renferme 95 mg de magnésium.

Tableau 42
Menus comparatifs – Magnésium*

Menu ordinaire		Menu riche en magnésium (400 à 500 mg)	
Aliments	Magnésium (mg)	Aliments	Magnésium (mg)
Petit déjeuner		Petit déjeuner	
Baguette (30 g)	10	Jus d'orange (125 ml)	14
Fromage blanc (50 g)	3	2 tranches de pain complet grillé	50
1 café	8	Beurre d'amande (20 ml)	64
Lait (10 ml)	3	Café au lait (125 ml de café, 125 ml de lait)	34
Collation		Collation	
1 pomme	7	1 banane	31
Déjeuner		Déjeuner	
Salade de poulet :		Salade de poulet et pois chiches :	
Blanc de poulet sans la peau (100 g	29	Blanc de poulet sans la peau (50 g)	15

* *Les aliments soulignés sont particulièrement riches en magnésium.*

Menu ordinaire		Menu riche en magnésium (400 à 500 mg)	
Aliments	Magnésium (mg)	Aliments	Magnésium (mg)
laitue (250 ml)	8	pois chiches (125 ml)	42
poivron rouge (125 ml)	9	épinards crus (250 ml)	25
1 pain pita blanc	16	1 tomate	21
1 banane	32	1 pain pita de blé complet	44
		1 poire	12
Collation		Collation	
Yogourt aux fruits (175 g)	22	Yogourt nature (175 g)	30
Dîner		Dîner	
Saumon (100 g)	30	Saumon (100 g)	30
Riz basmati (250 ml)	20	Bettes à carde cuites (125 ml)	80
Carottes	0	Pilaf de boulgour (125 ml)	60
Cantaloup (125 ml)	10	Cantaloup (125 ml)	10
Total	207	Total	562

Source : *Fichier canadien sur les éléments nutritifs (en ligne), [www.hc-sc.gc.ca/fn-an/nutrition/fiche-nutri-data/index_f.html].*

Les recherches sur le magnésium se poursuivent et sa popularité ne peut que grandir.

Chapitre 12

Une révolution tranquille…

Les grandes consignes alimentaires se traduisent tout simplement par de meilleurs choix alimentaires qui permettent de récolter plus d'éléments nutritifs dans chaque bouchée. Pour y arriver, il n'est pas nécessaire de se mettre au vert du matin au soir ni même de s'abonner au tofu… Il y a tellement de beaux aliments qui peuvent redonner du tonus au menu. La révolution proposée met en vedette les valeurs sûres comme les aliments de base peu transformés et mieux répartis dans la journée. Elle favorise une cuisine découverte, qui utilise les produits nature. Plus il y a d'aliments différents au menu, plus il y a de possibilités de faire le plein d'éléments nutritifs complémentaires. Une alimentation variée renferme au moins 16 aliments différents sur une période de 3 jours, disent certains experts.

Pour optimiser l'alimentation au quotidien, faites une place de choix aux végétaux, sans leur accorder l'exclusivité. Composez votre menu avec ce qui suit.

Au moins 7, préférablement 8, portions de légumes et fruits par jour. Choisissez les primeurs du marché, quand c'est possible, et parmi celles-ci :

- les légumes vert foncé comme les épinards, la bette à carde, le chou chinois et le chou frisé, qui renferment beaucoup de magnésium ;

- la famille des choux et du brocoli, les pois verts, les asperges et les pois mange-tout, qui renferment de belles doses de vitamine C ;
- les courges et les carottes, qui fournissent du bêtacarotène, un précurseur de la vitamine A ;
- les tomates, les jus et sauces tomate, qui débordent de lycopène, un caroténoïde qui a une action anticancéreuse reconnue ;
- savourez au moins 1 ou 2 portions de légumes crus par jour ;
- utilisez les cuissons courtes pour minimiser les pertes ;
- calculez une quantité de légumes qui remplit la moitié de l'assiette principale.

Du côté des fruits :

- l'orange, le pamplemousse et autres agrumes, les petits fruits, le cantaloup, le kiwi, la papaye et la mangue sont parmi les plus riches en vitamine C ;
- les pommes et les poires riches en fibres constituent aussi de bons choix ;
- choisissez les fruits les plus mûrs, car ils sont plus sucrés et plus savoureux ;
- mangez-les nature en fin de repas ou comme collation ;
- donnez la préférence au fruit frais, plutôt qu'au jus ;
- choisissez des légumes et fruits bios quand c'est possible. Ils ont plus de saveur et contiennent plus de vitamines et de minéraux.

Environ 4 portions de produits céréaliers complets par jour, comprenant le pain, le riz brun, les céréales complètes et les pâtes de blé complet ou intégral. Ces céréales santé apportent minéraux, fibres alimentaires et très peu de gras, comparativement aux biscuits, sucrés ou à apéritif et viennoiseries. Parmi ceux-ci, vous pouvez opter pour :

- l'orge mondé, qui est au premier rang des céréales pour son faible index glycémique et qui favorise un meilleur contrôle du sucre dans le sang ;
- le millet, qui remporte la palme pour son contenu en fer ;
- le riz brun basmati, qui est riche en magnésium et qui fait oublier à tout jamais le riz blanc sans fibres et sans saveur ;
- les flocons et le son d'avoine, qui fournissent une bonne quantité de fibres solubles et qui favorisent une baisse du cholestérol sanguin ;
- les pains de céréales complètes, qui rivalisent de saveurs et de textures intéressantes.

Des protéines adéquates à chaque repas. Vous pouvez les trouver tour à tour dans une portion de 100 g de viande, de volaille, de poisson ou de tofu ferme ou dans 250 ml (1 tasse) de légumineuses cuites, ou dans les œufs ou dans les produits laitiers (voir chapitre 7, p. 145) :

- choisissez de préférence des viandes fraîches et maigres, du gibier, si possible ;
- mangez au moins 3 repas de poisson ou de fruits de mer par semaine, qui peuvent comprendre des poissons gras comme le saumon, la truite et le maquereau riches en oméga-3 ;
- diminuez les charcuteries ;
- intégrez les légumineuses et le soja petit à petit pour augmenter l'apport en magnésium. Pour gagner du temps, utilisez des légumineuses en conserve (pois chiches, haricots et flageolets bien rincés) ;
- mangez des œufs 3 ou 4 fois par semaine. Faites-les cuire sans gras ou presque ;

- mangez régulièrement du poulet. S'il est bio, il a encore meilleur goût ;
- pensez à manger du foie quelques fois par mois. S'il est bio, il est encore meilleur, car il provient d'un animal bien nourri et non traité aux antibiotiques.

Environ 2 portions par jour de produits laitiers ou de boissons de soja, enrichis en calcium. Choisissez de préférence les produits moins riches en gras saturés comme le lait, les boissons de soja, les yogourts et les fromages frais :

- le lait et la boisson de soja enrichis fournissent 100 UI de vitamine D par 250 ml (voir chapitre 10, p. 193) ;
- certains yogourts et les kéfirs riches en calcium fournissent aussi des probiotiques qui favorisent la présence de bactéries amies dans la flore intestinale ;
- les fromages frais comme le fromage blanc et les chèvres renferment moins de gras saturés que les fromages affinés.

Environ 30 ml (2 c. à soupe) de bon gras visible par jour. Voici quelques suggestions :

- utilisez des huiles d'olive et de colza pour les vinaigrettes et la cuisson ;
- donnez une saveur asiatique à certains plats en leur ajoutant un soupçon d'huile de sésame ;
- donnez un air de fête aux légumes verts en utilisant une huile de noisette ;
- grignotez des amandes ou des noisettes entre les repas comme collation.

La démarche vers un menu amélioré peut se faire lentement, mais sûrement. Il s'agit d'une révolution tranquille…

Tableau 43
À quoi correspond une portion ?

Aliment	Une portion
Légumes frais ou surgelés, cuits	au moins 125 ml
Légumes feuillus crus	au moins 250 ml
Fruit frais (pomme, poire, pêche ou orange)	1
Petits fruits (fraises, myrtilles ou framboises)	125 ml
Pain	1 tranche (35 g)
Pita ou tortilla	½ (35 g)
Riz, quinoa, orge ou couscous, cuit	125 ml
Céréales froides ou chaudes	180 ml
Pâtes alimentaires cuites	250 ml
Lait ou boisson de soja enrichie	250 ml
Yogourt ou kéfir	175 g
Fromage	45 g
Viande ou volaille, cuite	100 g
Poisson et fruits de mer, cuits	120 g
Légumineuses cuites	250 ml
Tofu ferme, régulier	100 g

UNE ADAPTATION DE L'ADOLESCENCE À L'ÂGE D'OR

L'adolescente qui a faim et qui grandit rapidement doit ajouter à son menu au moins 1 portion de produits laitiers par jour. Si les autres portions d'aliments lui paraissent insuffisantes, elle peut manger davantage.

La femme enceinte doit ajouter à son menu au moins 1 portion de produits laitiers par jour. Elle peut augmenter toutes les autres quantités suggérées selon son appétit. En fin de grossesse, quand le bébé est plus gros et qu'il laisse moins d'espace pour les repas copieux, elle peut manger de bons aliments plus souvent, répartis sur 4 ou 5 mini-repas dans la journée.

La femme qui allaite doit continuer à manger autant que pendant sa grossesse et augmenter ses portions, au besoin.

La femme lacto-ovo-végétarienne, qui ne mange ni viande, ni volaille, ni poisson, doit intégrer légumineuses ou soja au menu de tous les jours pour obtenir suffisamment de protéines et de fer.

La femme végétarienne stricte, qui ne mange ni viande, ni volaille, ni poisson, ni produits laitiers, doit intégrer légumineuses ou soja au menu de tous les jours, ainsi que quelques verres d'une boisson de soja enrichie de calcium et de vitamine D. Si elle est enceinte ou si elle allaite, elle doit ajouter à son menu un supplément de vitamine B12, car aucun aliment d'origine végétale n'en contient. Elle a avantage à prendre une bonne poignée de noix ou de graines tous les jours pour augmenter calories, protéines et bon gras.

La femme de 65 ans et plus a besoin d'autant de protéines qu'une femme plus jeune. Si elle mange moins, elle a tout intérêt à choisir régulièrement des aliments qui fournissent beaucoup d'éléments nutritifs dans chaque bouchée afin de compenser la diminution des quantités.

LA QUESTION DES SUPPLÉMENTS

La phrase « Si vous mangez bien, vous n'avez pas besoin de supplément », n'a plus sa raison d'être dans le contexte actuel. Premièrement, la femme d'aujourd'hui ne mange pas tout ce dont elle a besoin, selon les enquêtes nutritionnelles récentes. Deuxièmement, les recherches scientifiques des dernières années ont révélé que certains suppléments pouvaient faire une énorme différence à certains moments.

L'exemple de l'acide folique. L'incidence du spina-bifida ou malformation congénitale du tube neural chez le nouveau-né a diminué de 46 % au pays depuis 1998, lorsque le gouvernement a imposé l'enrichissement en acide folique de la farine blanche, des pâtes alimentaires et des produits de maïs. Pour poursuivre sur le même élan, l'Agence de santé publique du Canada recommande à toutes les femmes qui peuvent devenir enceintes de prendre des comprimés de multivitamines et minéraux qui renferment 0,4 mg d'acide folique par jour. Si une femme planifie une grossesse, on lui recommande de prendre le supplément au moins trois mois avant de devenir enceinte. Les suppléments pour femme enceinte renferment cette quantité.

La question du fer. En temps normal, une bonne alimentation peut répondre à la demande de fer. Lorsqu'il y a déficience en fer ou anémie, la prise d'un supplément devient obligatoire pendant au moins trois mois ou jusqu'à ce que l'analyse sanguine confirme le rétablissement complet. Pendant la grossesse, les besoins en fer sont tellement élevés (27 mg) (voir chapitre 8, p. 157) qu'il est difficile de les combler sans avoir recours à un supplément. Santé Canada recommande aux femmes enceintes de prendre des comprimés de multivitamines et minéraux qui fournissent de 15 à 20 mg par jour, ce que les suppléments pour femme enceinte renferment actuellement.

La question de la vitamine D. Pour activer le système immunitaire du bébé, réduire les risques de maladies auto-immunes, améliorer la force musculaire et prévenir les fractures, les doses de vitamine D présentes dans notre alimentation ne suffisent pas. La Société de pédiatrie du Canada, la Société canadienne du cancer, l'Association canadienne de dermatologie et la Société canadienne d'ostéoporose ont toutes les quatre pris position pour recommander des doses qui se situent entre 800 et 2 000 UI de vitamine D par jour (voir tableau 36, p. 201).

La question de la vitamine B12. Cette vitamine est absente des aliments d'origine végétale. Une végétarienne stricte n'a donc pas de vitamine B12 dans son alimentation, même si celle-ci est variée et équilibrée. Lors d'une grossesse ou de l'allaitement, elle peut subir une déficience en vitamine B12 et nuire au développement normal de son bébé. Un supplément de vitamine B12 est essentiel.

La pilule contraceptive et les vitamines. La pilule contraceptive a une influence négative sur les niveaux sanguins de plusieurs vitamines (B6, B12, acide folique, riboflavine et vitamines A et C) et de plusieurs minéraux (fer, zinc et cuivre) dans le sang. Elle peut même avoir un effet négatif sur la densité osseuse si la consommation de produits laitiers est insuffisante. La prise de comprimés de multivitamines et minéraux est appropriée à toutes les utilisatrices d'un contraceptif.

Le cœur des femmes et les suppléments de vitamines. Pendant plusieurs années, on a cru qu'une mégadose d'antioxydants (vitamine E, vitamine C et bêtacarotène) pouvait prévenir les maladies cardiovasculaires. Les recherches effectuées pour vérifier cette hypothèse se sont révélées décevantes et elles expliquent le changement, en 2007, des consignes de l'American Heart Association à ce sujet. On ne recommande plus aux femmes la prise de mégadoses de vitamines pour prévenir un problème cardiovasculaire.

La question des suppléments évolue rapidement. Lorsque l'alimentation comble difficilement ou ne peut combler les besoins nutritifs de la femme, le supplément approprié devient utile et même essentiel. Par ailleurs, les mégadoses* n'ont pas donné les résultats escomptés. Ainsi :

- une femme qui prévoit d'être enceinte devrait prendre des comprimés de multivitamines contenant 0,4 mg d'acide folique ;
- une femme qui planifie une grossesse devrait commencer à prendre des multivitamines contenant 0,4 mg d'acide folique trois mois avant d'être enceinte ;
- une femme qui prend la pilule contraceptive a intérêt à prendre des multivitamines et minéraux tous les jours ;
- une femme enceinte doit prendre 2 suppléments par jour : des multivitamines contenant au moins 15 mg de fer et un supplément de 1 000 à 2 000 UI de vitamine D ;
- une femme en pré ou en postménopause doit prendre entre 800 et 1 000 UI de vitamine D par jour.
- une végétarienne stricte doit rechercher un supplément de 25 microgrammes de vitamine B12, surtout au moment d'une grossesse ou d'une période d'allaitement, en plus d'un supplément de vitamine D.

*Une mégadose de vitamines renferme 50 ou 100 fois les besoins quotidiens, tandis qu'un comprimé de multivitamines et minéraux est beaucoup plus près des besoins quotidiens d'une gamme assez complète de vitamines et minéraux.

LA QUESTION DE L'ALCOOL

Une femme peut boire une consommation par jour et un maximum de 9 consommations par semaine pour en retirer des bénéfices santé, selon la Fondation des maladies du cœur. Parmi toutes les boissons alcooliques que l'on trouve sur le marché, c'est le vin qui semble offrir les meilleurs avantages. Il favorise la détente, ajoute de l'éclat au repas et fournit des substances bioactives favorables à la santé.

Tableau 44
À quoi correspond une consommation d'alcool ?

341 ml de bière à 5 % d'alcool
ou
142 ml de vin à 12 % d'alcool
ou
43 ml de spiritueux à 40 % d'alcool

Comme le dit le slogan d'Éduc'alcool, « La modération a bien meilleur goût » tout au long de la vie, mais la modération ne suffit pas dans le cas de certaines femmes :

- **La femme enceinte** n'a aucun intérêt à boire de l'alcool. L'alcool est dommageable pour le fœtus tout au long de la grossesse et peut nuire au développement neurologique du bébé. Comme il n'y a aucune information crédible sur la quantité d'alcool à boire sans risque, la prudence invite à l'abstinence.
- **La femme qui allaite** n'a pas les mêmes restrictions. Mais elle doit toutefois savoir que l'alcool peut nuire à la qualité du sommeil de son bébé. Mieux vaut allaiter avant de prendre un verre de vin pour minimiser l'effet de l'alcool dans le lait maternel.

• **La femme qui a un cancer du sein** a avantage à limiter au minimum sa consommation d'alcool. Selon la Société canadienne du cancer, l'alcool augmente le taux d'œstrogènes dans le sang et peut nuire à l'action des médicaments et des traitements.

La révolution tranquille se fait pas à pas et apporte chaque jour sa dose de mieux-être.

Le mot de la fin

Oui, je sais…

Vous avez lu, mais vous n'avez pas tout digéré !

Prenez votre temps. Relisez le(s) chapitre(s) qui vous intéresse(nt) davantage.

Considérez *Le nouveau défi alimentaire de la femme* comme un outil et non pas comme une nouvelle théorie.

Je ne crois pas aux réponses absolues, ni aux solutions magiques ni aux changements brusques. Par ailleurs, je sais que trop de femmes souffrent de carences nutritionnelles clairement identifiées et relativement faciles à corriger. C'est pour cette raison que j'ai refait ce livre et que je l'ai adapté au contexte de la femme d'aujourd'hui.

Je vous propose des solutions concrètes, des ajouts riches en minéraux ou en vitamines, et des découvertes alimentaires riches en saveurs. Je vous suggère d'y aller à votre rythme et de viser des changements à long terme.

L'un de mes rêves les plus chers, c'est de voir toutes les femmes retrouver une aisance dans leur corps, une meilleure énergie et un réel plaisir à savourer les aliments les plus sains.

Il n'y a pas de croissance sans défi.

Il n'y a pas de défi sans rêve…

Louise Lambert-Lagacé

Printemps 2008

Liste des tableaux

Index des recettes

Bibliographie

Chapitre 1. *Les faiblesses du menu actuel de la femme*

ADA (2004). « Position of the American Dietetic Association and Dietitians of Canada : Nutrition and Women's Health », *Journal of the American Dietetic Association,* vol. 104, p. 984-1001.

AFFENITO, S.G. *et al.* (2007). « Longitudinal assessment of micronutrient intake among African-American and white girls : The National Heart, Lung, and Blood Institute Growth and Health Study », *Journal of the American Dietetic Association,* vol. 107, n° 7, p. 1113-1123.

GARRIGUET, D. « Vue d'ensemble des habitudes alimentaires des Canadiens. Résultats de l'enquête sur la santé dans les collectivités canadiennes (ESCC 2004) », *Division de la statistique de la santé, Statistique Canada,* [www.statcan.ca].

INSTITUT NATIONAL DE SANTÉ PUBLIQUE DU QUÉBEC et MINISTÈRE DE LA SANTÉ ET DES SERVICES SOCIAUX DU QUÉBEC en collaboration avec l'Institut de la statistique du Québec. *Portrait de santé du Québec et de ses régions 2006 : Les analyses. Deuxième rapport national sur l'état de santé de la population du Québec,* Gouvernement du Québec, 131 p., [www.inspq.qc.ca].

INSTITUTE OF MEDICINE (2006). *Les apports nutritionnels de référence,* Washington, DC, The National Academies Press, 541 p.

LEBLANC, C.P. *et al.* (2007). « Iron deficiency anemia following prenatal nutrition interventions », *Canadian Journal of Dietetic Practice and Research,* vol. 68, n° 4, p. 222-225.

PRODUCTEURS LAITIERS et IPSOS REID. « La femme et la gestion du poids ? plus qu'une question d'apparence », [www.newswire.ca/fr/releases/archive/february2008/11/c8726].

RIOUX, F.M. *et al.* (2006). « Is there a link between postpartum anemia and discontinuation of breastfeeding ? », *Canadian Journal of Dietetic Practice and Research,* vol. 67, nº 2, p. 72-76.

TESSIER, D. *et al.* (2002). « Estimated absorbable iron intakes in Quebec adults », *Canadian Journal of Dietetic Practice and Research,* vol. 63, nº 4, p. 184-191.

Chapitre 2. *La question du poids*

BORKOWSKI, W. *et al.* (2007). « Preterm delivery in relation to combined pregnancy weight gain and prepregnancy body mass », *Przegl Epidemiology,* vol. 61, nº 3, p. 577-584.

BULIK, C.M. *et al.* (2007). « The genetics of anorexia nervosa », *Annual Review of Nutrition,* vol. 27, p. 263-275.

CHEN, Z. *et al.* (2005). « Postmenopausal hormone therapy and body composition – a substudy of the estrogen plus progestin trial of the Women's Health Initiative », *American Journal of Clinical Nutrition,* vol. 82, nº 3, p. 651-656.

COOK, S.J. *et al.* (2007). « Far from ideal : weight perception, weight control, and associated risky behaviour of adolescent girls in Nova Scotia », *Canadian Family Physician,* vol. 53, nº 4, p. 679-684.

DAVID, C.W. *et al.* (2007). « 2006 Canadian Clinical Practice Guidelines on the management and prevention of obesity in adults and children », *Canadian Medical Association Journal,* vol. 176, suppl. 8, p. 1-117 (en ligne).

DENT, R. *et al.* (2007). « Psychiatric issues in the management of obesity in 2006 Canadian clinical practice guidelines on the management and prevention of obesity in adults and children », *Canadian Medical Association Journal,* vol. 176, suppl. 8, p. 40-44.

DEVADER, S.R. *et al.* (2007). « Evaluation of gestational weight gain guidelines for women with normal prepregnancy body mass index », *Obstetrics and Gynecology,* vol. 110, nº 4, p. 743-744.

DOLAN, C.M. *et al.* (2007). « Association between body composition, anthropomotry and mortality in women aged 65 years and older », *American Journal of Public Health,* vol. 97, n° 5, p. 913-918.

DUBNOV-RAZ, G. *et al.* (2007). « Diet and lifestyle in managing post-menopausal obesity », *Climateric,* vol. 10, suppl. 2, p. 38-41.

EVANS, L. *et al.* (2002). « An examination of willingness to self-disclose in women with bulimic symptoms considering the context of disclosure and negative affect levels », *International Journal of Eating Disorders,* vol. 31, n° 3, p. 344-348.

FARSHCHI, H.R. *et al.* (2005). « Deleterious effects of omitting breakfast on insulin sensitivity and fasting lipid profiles in healthy lean women », *American Journal of Clinical Nutrition,* vol. 81, n° 2, p. 388-396.

FEDOROWICZ, V.J. *et al.* (2007). « Factors associated with suicidal behaviors in a large French sample of inpatients with eating disorders », *International Journal of Eating Disorders,* vol. 40, n° 7, p. 589-595.

FIELD, A.E. *et al.* (2004). « Association of weight change, weight control practices, and weight cycling among women in the Nurses' Health Study II », *International Journal of Obesity Related Metabolic Disorders,* vol. 28, n° 9, p. 1134-1142.

FRANKO, D.L. *et al.* (2000). « Detection and management of eating disorders during pregnancy », *Obstetrics and Gynecology,* vol. 95, n° 6, p. 942-946.

FRANKO, D.L. *et al.* (2006). « Suicidality in eating disorders : occurrence, correlates, and clinical implications », *Clinical Psychology Reviews,* vol. 26, n° 6, p. 769-782.

FREDERICK, I.O. *et al.* « Pre-pregnancy Body Mass Index, Gestational Weight Gain, and Other Maternal Characteristics in Relation to Infant Birth Weight », *Maternal and Child Health Journal,* 23 août 2007 (en ligne avant d'être publié).

GARRIGUET, D. « Vue d'ensemble des habitudes alimentaires des Canadiens. Résultats de l'Enquête sur la santé dans les collectivités canadiennes (ESCC 2004) », *Division de la statistique de la santé, Statistique Canada*, [www.statcan.ca].

HARRIS, T.B. *et al.* (2005). « Association between physical and cognitive function in healthy elderly : the health, aging and body composition study », *Neuroepidemiology,* vol. 24, n°s 1-2, p. 8-14.

HAYASHI, F. *et al.* (2006). « Perceived body size and desire for thinness of young Japanese women : a population-based survey », *British Journal of Nutrition,* vol. 96, n° 6, p. 1154-1162.

KIEL, D.W. *et al.* (2007). « Gestational weight gain and pregnancy outcomes in obese women : how much is enough ? », *Obstetrics and Gynecology,* vol. 110, n° 4, p. 752-758.

KLEM, M.L. *et al.* (1997). « A descriptive study of individuals successful at long-term maintenance of substantial weight loss », *American Journal of Clinical Nutrition,* vol. 66, n° 2, p. 239-246.

LAHTI-KOSKI, M. *et al.* (2005). « Prevalence of weight cycling and its relation to health indicators in Finland », *Obesity Research,* vol. 13, n° 2, p. 333-341.

LAMONTAGNE, P. *et al.* (2008). *Poids corporel de la population adulte québécoise 2005,* Institut national de santé publique du Québec, 30 p. + annexes.

MONGEAU, L. (2005). *Un nouveau paradigme pour réduire les problèmes liés au poids : l'exemple de Choisir de maigrir ?,* thèse de doctorat, Faculté de médecine, Université de Montréal, 475 p.

NATTIV, A. *et al.* (2007). « American College of Sports Medicine position stand. The female athlete triad », *Medicine and Science in Sports and Exercise,* vol. 39, n° 10, p. 1867-1868.

NEUMARK-SZTAINER, D. *et al.* (2007). « Why does dieting predict weight gain in adolescents ? Findings from Project eat-II. A 5-year longitudinal study », *Journal of the American Dietetic Association,* vol. 107, n° 3, p. 448-455.

OLMSTED, M.P. *et al.* (2002). « Day hospitalization programs for eating disorders : a systematic review of the literature », *International Journal of Eating Disorders,* vol. 31, n° 2, p. 105-117.

PARK, H.A. *et al.* (2007). « Effects of weight control during the menopausal transition on bone mineral density », *Journal of Clinical Endocrinology and Metabolism,* vol. 92, n° 10, p. 3809-3815.

PATTON, G.C. *et al.* (1999) « Onset of adolescent eating disorders : population based cohort study over 3 years », *British Medical Journal,* vol. 318, n° 7186, p. 765-768.

PHELAN, S. *et al.* (2006). « Are the eating and exercise habits of successful weight losers changing ? », *Obesity,* vol. 14, n° 4, p. 710-716.

PIERCE, W.D. *et al.* (2007). « Overeating by young obesity-prone and lean rats caused by tastes associated with low energy foods », *Obesity, (Silver Spring)* vol. 15, n° 8, p. 1969-1979.

SANTÉ CANADA (2003). « Lignes directrices canadiennes pour la classification du poids chez les adultes », [www.hc-sc.gc.ca/fn-an/nutrition/weights-poids/cg_bwc_int-ld_cpa_int_f. html].

SANTÉ CANADA (2002). « Nutrition pour une grossesse en santé – Lignes directrices nationales à l'intention des femmes en âge de procréer », [www.hc-sc.gc.ca/fn-an/nutrition/prenatal/national_guidelines_cp-lignes_directrices_nationales_pc_f.html].

SOFFRITTI, M. *et al.* (2007). « Life-span exposure to low doses of aspartame beginning during prenatal life increases cancer effects in rats », *Environmental Health Perspectives,* vol. 115, n° 9, p. 1293-1297.

STATISTIQUE CANADA (2006). « Estimations démographiques annuelles : régions métropolitaines de recensement, régions économiques et divisions de recensement, âge et sexe », [www.statcan.ca/bsole/francais].

WEISS, E.P. *et al.* (2007). « Improvements in body composition, glucose tolerance and insulin action induced by increasing energy expenditure or decreasing energy intake », *Journal of Nutrition,* vol. 137, n° 4, p. 1087-1090.

WYSHAK, G. (2007). « Weight change, obesity, mental health, and health perception : self-reports of college-educated women, Primary Care Companion », *Journal Clinical Psychiatry,* vol. 9, n° 1, p. 48-54.

YANEZ, A.M. *et al.* (2007). « Association of eating attitudes between teenage girls and their parents », *International Journal of Social Psychiatry,* vol. 53, n° 6, p. 507-513.

Chapitre 3. *Le manque de temps*

BECK, M. (2007). « Dinner preparation in the modern United States », *British Food Journal,* vol. 109, n° 7, p. 531-547.

BOURBEAU, R. (2008) « Offensive dans le prêt-à-manger. Sushis et poulet cacciatore chez Couche-Tard », *La Presse,* cahier « Affaires », 11 février 2008.

GARRIGUET, D. « Vue d'ensemble des habitudes alimentaires des Canadiens. Résultats de l'Enquête sur la santé dans les collectivités canadiennes (ESCC 2004) », *Division de la statistique de la santé, Statistique Canada,* [www.statcan.ca].

MARTINEZ, S. (2007). « Food product introductions continue to set records », *Amber Waves,* [www.ers.usda.gov/AmberWaves/November07/Findings/FoodProduct.htm].

STATISTIQUE CANADA (2007). « Le temps passé en famille lors d'une journée de travail typique, 1986 à 2005 », [www.statcan.ca/Daily/Francais/070213/q070213b.htm].

Chapitre 4. *Les repas à l'extérieur*

ADA (2007). « Position of the American Dietetic Association and Dietitians of Canada : Nutrition and Women's Health », *Journal of the American Dietetic Association,* vol. 104, 2004, p. 984-1001.

BERANEK, M. *et al.* (2007). « Understanding consumer trends can present new opportunities », *Ag-info centre, Alberta,* [www1.agric.gov.ab.ca/$department/deptdocs.nsf/All/sis8735].

BOND, M. (2007). *Gutsy Women : More Travel Tips and Wisdom for the Road,* Travelers' Tales, [www.womentraveltips.com].

GAGNON, I. (2006). « Changement de clientèle, changement de menu », *BioClips, Actualité bioalimentaire,* MAPAQ, vol. 14, n° 37.

GARRIGUET, D. « Vue d'ensemble des habitudes alimentaires des Canadiens. Résultats de l'Enquête sur la santé dans les collectivités canadiennes (ESCC 2004) », *Division de la statistique de la santé, Statistique Canada,* [www.statcan.ca].

KANT, A.K. *et al.* (2003). « Interaction of body mass index and attempt to lose weight in a national sample of US adults : association with reported food and nutrient intake, and biomarkers », *European Journal of Clinical Nutrition*, vol. 57, n° 2, p. 249-259.

MORIN-RIVEST, L. (2008) « Les plats tendance au restaurant en 2008 », *BioClips, Actualité bioalimentaire,* MAPAQ, vol. 16, n° 6.

POROT, C. « La charte d'accueil du voyage au féminin 2008 », [www.femmesdutourisme.org].

TIMMERMAN, G.M. (2006). « Restaurant eating in nonpurge binge-eating women », *Western Journal of Nursing Research,* vol. 28, n° 7, p. 811-830.

Chapitre 5. *La solitude*

INSTITUT NATIONAL DE SANTÉ PUBLIQUE DU QUÉBEC et MINISTÈRE DE LA SANTÉ ET DES SERVICES SOCIAUX DU QUÉBEC en collaboration avec l'Institut de la statistique du Québec. *Portrait de santé du Québec et de ses régions 2006 : Les analyses. Deuxième rapport national sur l'état de santé de la population du Québec,* Gouvernement du Québec, 131 p., [www.inspq.qc.ca].

STATISTIQUE CANADA (2007). « Portrait de famille : continuité et changement dans les familles et les ménages au Canada en 2006. Recensement de 2006. N° de cat. : 97-553-XWF2006 0001 », [www4.hrsdc.gc.ca/indicator.jsp ?lang=fr&indicatorid=37].

Chapitre 6. *Vers un menu amélioré pour la femme*

BENDICH, A. (2000) « The potential for dietary supplements to reduce premenstrual syndrome (PMS) symptoms », *Journal of the American College of Nutrition,* vol. 19, n° 1, p. 3-12.

BOLLAND, M.J. *et al.* (2008). « Vascular events in healthy older women receiving calcium supplementation : randomized controlled trial », *British Medical Journal,* [www.first/bmj.com].

BOYNTON, A. *et al.* (2007). « Association between healthy eating patterns and immune function or inflammation in overweight or obese postmenopausal women », *American Journal of Clinical Nutrition,* vol. 86, n° 5, p. 1445-1455.

DAWSON-HUGHES, B. *et al.* (2008). « Alkaline diets favor lean tissue mass in older adults », *American Journal of Clinical Nutrition,* vol. 87, n° 3, p. 662-665.

HUNT, C.D. *et al.* (2007). « Calcium requirements : new estimations for men and women by cross-sectional statistical analyses of calcium balance data from metabolic studies », *American Journal of Clinical Nutrition,* vol. 86, n° 4, p. 1054-1063.

KENNEDY, E. *et al.* (2005). « Dietary Reference Intakes : development and uses for assessment of micronutrient status of women – a global perspective », *American Journal of Clinical Nutrition,* vol. 81, n° 5, p. 1194S-1197S.

SCHULZE, M.B. *et al.* (2005). « Dietary pattern, inflammation, and incidence of type 2 diabetes in women », *American Journal of Clinical Nutrition,* vol. 82, n° 9, p. 675-684.

TOMEY, K.M. *et al.* (2008). « Dietary intake related to prevalent functional limitations in midlife women », *American Journal of Epidemiology,* vol. 167, n° 8, p. 935-943.

Chapitre 7. *Donner la priorité aux protéines*

FULGONI, V.L. (2008) « Current protein intake in America ; analysis of the National Health and Nutrition Examination Survey 2003-2204 », *American Journal of Clinical Nutrition,* vol. 87 (suppl.), p. 1554S-1557S.

PADDON-JONES D. *et al.* (2008) « Protein, weight management and satiety », *American Journal of Clinical Nutrition,* vol. 87 (suppl.), p. 1558S-1561S.

THALACKER-MERCER, A.E. *et al.* (2007). « Inadequate protein intake affects skeletal muscle transcript profiles in older humans », *American Journal of Clinical Nutrition,* vol. 85, n° 5, p. 1344-1352.

Chapitre 8. *Faire le plein de fer*

ADMED LABORATOIRES (2007). « Nouveau dosage : récepteur soluble de la transferrine », [www.admed-ne.ch].

BEGUIN, Y. (2001). « Intérêt du dosage du récepteur soluble de la transferrine pour l'évaluation de l'érythropoïèse et de l'état du fer », *Hématologie,* vol. 7, n° 3, p. 161-169.

CHERNOFF, R. (2005). « Micronutrient requirements in older women », *American Journal of Clinical Nutrition,* vol. 81, n° 5, p. 1240S-1245S.

COOPER, M.J. *et al.* (2006). « The iron status of Canadian adolescents and adults : current knowledge and practical implications », *Revue canadienne de la pratique et de la recherche en diététique,* vol. 67, nº 3, p. 130-138.

KENNEDY, E. *et al.* (2005). « Dietary Reference Intakes : development and uses for assessment of micronutrient status of women – a global perspective », *American Journal of Clinical Nutrition,* vol. 81, nº 5, p. 1194S-1197S.

LEBLANC, C.P. *et al.* (2007). « Iron deficiency anemia. Following prenatal nutrition intervention », *Revue canadienne de la pratique et de la recherche en diététique,* vol. 68, nº 4, p. 222-225.

MURRAY-KOLB, L.E. *et al.* (2007). « Iron treatment normalizes cognitive functioning in young women », *American Journal of Clinical Nutrition,* vol. 85, nº 3, p. 778-787.

ORGANISATION MONDIALE DE LA SANTÉ (2005). « Focaliser sur l'anémie – Vers une approche intégrée pour un contrôle efficace de l'anémie », *Déclaration conjointe de l'Organisation mondiale de la Santé et du Fonds des Nations Unies pour l'enfance,* [www.who.int.].

RIOUX, F.M. *et al.* (2006). « Is there a link between postpartum anemia and discontinuation of breastfeeding ? », *Revue canadienne de la pratique et de la recherche en diététique,* vol. 67, nº 2, 2006, p. 72-76.

SCHOLL, T.O. (2005). « Iron status during pregnancy : setting the stage for mother and infant », *American Journal of Clinical Nutrition,* vol. 81, nº 5, p. 1218S-1222S.

Chapitre 9. *Choisir les bons gras et favoriser les oméga-3*

BAKKER, E. *et al.* (2007). « Relationship between DHA status at birth and child problem behaviour at 7 years of age », *Prostaglandins, Leukotrienes and Essential Fatty Acids,* vol. 76, nº 1, p. 29-34 (en ligne avant d'être publié, 30 octobre 2006).

BLANCHET, C. *et al.* (2005). « Fatty acid composition of wild and farmed Atlantic salmon (*Salmo salar*) and rainbow trout (*Oncorhynchus mykiss*) », *Lipids,* vol. 40, n° 5, p. 529-531.

CHEATHAM, C.L. *et al.* (2006). « N-3 fatty acids and cognitive and visual acuity development : methodologic and conceptual considerations », *American Journal of Clinical Nutrition,* vol. 83, suppl. 6, p. 1458S-1466S.

GEBAUER, S.K. *et al.* (2006). « N-3 fatty acid dietary recommendations and food sources to achieve essentiality and cardiovascular benefits », *American Journal of Clinical Nutrition,* vol. 83, suppl. 6, p. 1526S-1535S.

HOWARD, B.V. *et al.* (2006). « Low-fat dietary pattern and risk of cardiovascular disease. The Women's Health Initiative Randomized controlled Dietary Modification Trial », *The Journal of the American Medical Association,* vol. 295, n° 6, p. 655-666, [www.jama.ama-assn.org/cgi/content/abstract/295/6/655].

HU, F.B. *et al.* (1997). « Dietary fat intake and the risk of coronary heart disease in women », *New England Journal of Medicine,* vol. 337, n° 21, p. 1491-1499.

HU, F.B. *et al.* (1999). « Dietary saturated fats and their food sources in relation to the risk of coronary heart disease in women », *American Journal of Clinical Nutrition,* vol. 70, n° 6, p. 1001-1008.

IMS Health Canada (2006). « Estimated number of prescriptions dispensed from Canadian retail pharmacists for statins for women by 5 year-age cohort », données non publiées.

INNIS, S.M. *et al.* (2008). « Essential n-3 fatty acids in pregnant women and early visual acuity maturation in term infants », *American Journal of Clinical Nutrition,* vol. 87, n° 3, p. 548-557.

INSTITUTE OF MEDICINE. (2006). *Les apports nutritionnels de référence,* Washington, DC, The National Academies Press, 541 p.

JACOBSON, J.-L. *et al.* (2008). « Beneficial effects of a polyunsaturated fatty acid on infant development : evidence from the inuit of arctic Quebec », *Journal of Pediatrics,* vol. 152, n° 3, p. 356-364.

KREMER, J.-M. *et al.* (2000). « N-3 fatty acid supplements in rheumatoid arthritis », *American Journal of Clinical Nutrition,* vol. 71, suppl. 1, p. 349S-351S.

KRIS-ETHERTON, P.M. *et al.* (2002). « Fish consumption, fish oil, omega-3 fatty acids, and cardiovascular disease », *Circulation,* vol. 106, n° 21, p. 2747-2757.

LORGERIL, M. de *et al.* (2006). « Cholesterol lowering and mortality ; time for a new paradigm ? », *Nutrition and Metabolism in Cardiovascular Disease,* vol. 16, p. 387-390.

LORGERIL, M. de *et al.* (1994). « Nutrition, atherosclerosis and coronary heart disease », *Reproduction, Nutrition, Development,* vol. 34, n° 6, p. 599-607.

LUCAS, M. *et al.* (2007). « Risks and benefits of fish intake », *Journal of the American Medical Association,* vol. 297, n° 6, p. 585.

MINISTÈRE DE LA SANTÉ ET DES SERVICES SOCIAUX (2008). « Le poisson, l'environnement et la santé », [www.msss.gouv.qc.ca/sujets/santepub/environnement/index.php?poissons].

MOSCA, Lori *et al.* (2007). « Evidence-Based Guidelines for Cardiovascular Disease Prevention in Women : 2007 Update », *Circulation,* vol. 115, p. 1481-1501, [www.circ.ahajournals.org/cgi/content/short/115/11/1481].

MOZAFFARIAN, D. *et al.* (2006). « Fish intake, contaminants, and human health : evaluating the risks and the benefits », *Journal of the American Medical Association,* vol. 296, n° 15, p. 1885-1899.

PARKER, G. *et al.* (2006). « Omega-3 fatty acids and mood disorders », *American Journal of Psychiatry,* vol. 163, n° 6, p. 969-978.

RIVELLESE, A.A. *et al.* (2002). « Type of dietary fat and insulin resistance », *Annals of the New York Academy of Science,* vol. 967, p. 329-333.

ROSENBERG, H. *et al.* (2007). « Evidence for caution : women and statin use », *Women and Health Protection,* 36 p., [www.whp-apsf.ca/en/index.html].

ROSENBLOOM, C. *et al.* (2008). « Les acides gras oméga-3 sur le marché », *Enjeux d'actualité,* Diététiciens du Canada.

SANTÉ CANADA (2007). « Premier ensemble de données de surveillance des gras trans », *Direction des aliments, Programme de surveillance des gras trans,* [www.hc-sc.gc.ca/fn-an/nutrition/gras-trans-fats/tfa-age-fra.php].

SANTÉ CANADA (2005). « Santé Canada transmet aux consommateurs d'importants renseignements sur l'innocuité des statines », *avis,* 12 juillet 2005, [www.hc-sc.gc.ca/ahc-asc/media/advisories-avis/_2005/2005_77-fra.php].

SONTROP, J. *et al.* (2006). « Omega-3 polyunsaturated fatty acids and depression : a review of the evidence and a methodological critique », *Preventive Medicine,* vol. 42, n° 1, p. 4-13.

THERAPEUTICS INITIATIVE (2003). « Do statins have a role in primary prevention ? », *Therapeutic Letter,* avril-mai 2003, [www.ti.ubc.ca].

ULMER, H. *et al.* (2004). « Why Eve is not Adam ; prospective follow-up in 149,650 women and men of cholesterol and other risk factors related to cardiovascular and all-cause mortality », *Journal of Women's Health,* vol. 13, n° 1, p. 41-53.

ZHENG, Z. *et al.* (2001). « Sudden cardiac death in the United States 1989-1998 », *Circulation,* vol. 104, p. 2158-2163.

Chapitre 10. *Faire une place à la vitamine D*

GAUGRIS, S. *et al.* (2005). « Vitamin D inadequacy among postmenopausal women : a systematic review », *QJM : An International Journal of Medicine,* vol. 98, n° 9, p. 667-676.

HEANEY, R.P. (2003). « Vitamin D, nutritional deficiency, and the medical paradigm », *Journal of Clinical Endocrinology & Metabolism,* vol. 88, n° 11, p. 5107-5108.

HOLICK, M.F. (2007). « Vitamin D deficiency », *The New England Journal of Medicine,* vol. 357, n° 3, p. 266-281.

HOLICK, M.F. *et al.* (2005). Review of treatment modalities for postmenopausal osteoporosis, *Southern Medical Journal,* vol. 98, n° 10, p. 1000-1014.

HOLLIS, B.W. *et al.* (2006). « Vitamin D status as related to race and feeding type in preterm infants », *Breastfeeding Medicine,* vol. 1, n° 3, p. 156-163.

HYPPÖNEN, E. *et al.* (2007). « Hypovitaminosis D in British adults at age 45 y : nationwide cohort study of dietary and lifestyle predictors », *American Journal of Clinical Nutrition,* vol. 85, n° 3, p. 649-650.

JUDD, S.E. *et al.* (2008). « Optimal vitamin D status attenuates the age-associated increase in systolic blood pressure in white Americans : results from the third National Health and Nutrition Examination Survey », *American Journal of Clinical Nutrition,* vol. 87, n° 1, p. 136-141.

LAPPE, J.-M. *et al.* (2007). « Vitamin D and calcium supplementation reduces cancer risk : results of a randomized trial », *American Journal of Clinical Nutrition,* vol. 85, n° 6, p. 1586-1591.

LEE, J.-M. *et al.* (2007). « Vitamin D deficiency in a healthy group of mothers and newborn infants », *Clinical Pediatrics,* vol. 46, n° 1, p. 42-44.

NESBY-O'DELL, S. *et al.* (2002). « Hypovitaminosis D prevalence and determinants among African American and white women of reproductive age : third National Health and Nutrition Examination Survey 1988-1994 », *American Journal of Clinical Nutrition*, vol. 76, n° 1, p. 3-4.

RICHARDS, J.-B. *et al.* (2007). « Higher serum vitamin D concentrations are associated with longer leukocyte telomere length in women », *American Journal of Clinical Nutrition,* vol. 86, n° 5, p. 1420-1425.

SULLIVAN, S.S. *et al.* (2005). « Adolescent girls in Maine are at risk for vitamin D insufficiency », *Journal of the American Dietetic Association,* vol. 105, n° 6, p. 971-974.

VIETH, R. *et al.* (2001). « Wintertime vitamin D insufficiency is common in young Canadian women, and their vitamin D intake does not prevent it », *European Journal of Clinical Nutrition,* vol. 55, n° 12, p. 1091-1097.

ZIPITIS, C.S. *et al.* (2008). « Vitamin D supplementation in early childhood and risk of type 1 diabetes : a systematic review and meta-analysis », *Archives of Disease in Childhood,* vol. 93, n° 6, 2008, p. 512-517.

Chapitre 11. *Favoriser la consommation de magnésium*

HE, F. *et al.* (2006). « Magnesium intake and incidence of metabolic syndrome among young adults », *Circulation,* vol. 113, n° 13, p. 1675-1682.

KLEVAY, L.M. *et al.* (2002). « Low dietary magnesium increases supraventricular ectopy », *American Journal of Clinical Nutrition,* vol. 75, n° 3, p. 550-554.

LARSSON, S.C. *et al.* (2007). « Magnesium intake and risk of type 2 diabetes ; a meta-analysis », *Journal of Internal Medicine,* vol. 262, n° 2, p. 208-214.

MEYER, K.A. *et al.* (2000). « Carbohydrates, dietary fiber and incident type 2 diabetes in older women », *American Journal of Clinical Nutrition,* vol. 71, n° 4, p. 921-930.

NIELSEN, F.H. *et al.* (2007). « Dietary magnesium deficiency induces heart rhythm changes, impairs glucose tolerance and decreases serum cholesterol in post-menopausal women », *Journal of the American College of Nutrition,* vol. 26, n° 2, p. 121-132.

SCHULZE, M.B. *et al.* (2007). « Fiber and magnesium intake and incidence of type 2 diabetes, a prospective study and meta-analysis », *Archives of Internal Medicine,* vol. 167, n° 9, p. 956-965.

Achevé d'imprimé en août 2011
sur les presses de Rodesa, Espagne.
40.6758.3/01.
ISBN : 978-2-501.064064
Dépôt légal : septembre 2011